Beyer
Pharmazeutische
und Medizinische
Terminologie

Pharmazeutische und Medizinische Terminologie

Ein Wörterbuch mit Einführung
für Studium und Praxis

Von
Dr. Christian Beyer
Akademischer Oberrat am Pharmazeutischen Institut
der Universität Tübingen

4., überarbeitete und aktualisierte Auflage

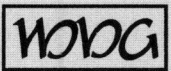

Wissenschaftliche Verlagsgesellschaft mbH Stuttgart 1996

Ein Markenzeichen kann warenzeichenrechtlich geschützt sein, auch wenn ein Hinweis auf etwa bestehende Schutzrechte fehlt.

Die Deutsche Bibliothek – CIP-Einheitsaufnahme

Beyer, Christian:
Pharmazeutische und medizinische Terminologie : ein Wörterbuch mit Einführung für Studium und Praxis / von Christian Beyer. – 4. überarb. und aktualisierte Aufl. – Stuttgart : Wiss. Verl.-Ges., 1996
  (Paperback WVG)
  ISBN 3-8047-1477-3
  NE: HST

Jede Verwertung des Werkes außerhalb der Grenzen des Urheberrechtsgesetzes ist unzulässig und strafbar. Dies gilt insbesondere für Übersetzung, Nachdruck, Mikroverfilmung oder vergleichbare Verfahren sowie für die Speicherung in Datenverarbeitungsanlagen.

© 1996 Wissenschaftliche Verlagsgesellschaft mbH, Birkenwaldstraße 44, 70191 Stuttgart
Printed in Germany
Satz: Dörr und Schiller, Stuttgart
Druck: Hofmann, Schorndorf
Umschlaggestaltung: Atelier Schäfer, Esslingen

Vorwort zur vierten Auflage

Dieses Buch soll der schnellen Information bei der täglichen Arbeit in der Apotheke und beim Studium dienen. Griffbereit beim Lesen der medizinischen Fachliteratur, soll es grundlegende Begriffe erklären, ohne sich in Definitionen zu verlieren. In dieser Weise habe ich selbst ein Exemplar benutzt: Gleich während des Lesens etwa eines medizinischen Fachbeitrags samt anhängendem Glossar habe ich die mir wichtig erscheinenden Stichwörter ins Buch geschrieben, um sie für eine Neuauflage zu verwenden.

Jetzt, bei der Neufassung für die 4. Auflage, kamen mir aber doch Bedenken, ob alle notierten Begriffe wie z. B. *amethystoid, Endometriose, Infestation, Polytoxikomanie* und *RAST* aufgenommen werden sollten. Ich wünsche mir im Grunde, daß der Benutzer möglichst viel von Prä- und Suffixen lernt, wodurch er Endometriose ohne Schwierigkeiten aus Endo… und …ose erklären kann, zumal Endometrium aufgenommen ist. Der Vergleich meiner Wortauswahl mit den Glossaren mehrerer Pharmakologiebücher ergab zu meiner Freude, daß das Grundlegende für die Arbeit mit der Fachterminologie in diesem Buch genannt ist oder doch abgeleitet werden kann. So halten sich Neuaufnahmen und Streichungen die Waage, was den Umfang (und den Preis) in Grenzen hält.

Eine mir wichtig erscheinende Anregung gab mir Prof. Wankmüller, der an der Universität Tübingen z. Zt. den Terminologiekurs hält und als Apothekenleiter praktische Erfahrung besitzt: Er wies mich darauf hin, daß alte und neue lateinische Bezeichnungen der Stoffe und Zubereitungen in den Apotheken weiter nebeneinander existieren, die Mitarbeiter aber nach wie vor ihre liebe Not mit dem Auseinanderhalten von beiden hätten. Katastrophal, wenn man da nach dem falschen Standgefäß greift! Daher habe ich der Tabelle, die in Form eines Cross-Index alte und neue lateinische Bezeichnungen einander gegenübergestellt, besondere Aufmerksamkeit gewidmet.

Ich habe auch das DAB auf einzufügende Stichworte durchgekämmt. Nicht aufgenommen habe ich Monographietitel, deren alte und neue lateinische Bezeichnung gleich ist, solche, bei denen keine Verwechslungsgefahr besteht, und solche, die aus vorhandenen Einträgen abgeleitet werden können. Ebenso wurden Salze nicht aufgenommen, die gemäß den Grundsätzen im einführenden Teil sicher gebildet werden können. Übernommen dagegen wurden lateinische Bezeichnungen, die neu im DAB enthalten sind und unerwartet erscheinen, z. B. Dichlormethan: Alte lateinische Bezeichnung Dichlormethanum, neue lateinische Bezeichnung Methyleni chloridum. Die gesamte Tabelle ist wieder so dargestellt, daß beide Spalten mit den lateinischen Begriffen alphabetisch angeordnet sind und man in beiden suchen kann.

Auch die übrigen Buchteile wurden überarbeitet, überholt Erscheinendes wurde gestrichen, Aktuelles aufgenommen.

Ich bin nach wie vor der Meinung, daß die Kenntnis der Fachsprache für das Verständnis der Literatur notwendig und für den immer dringender werdenden Dialog insbesondere mit Ärzten wichtig ist. Auch ohne Latein- und Griechischkenntnisse kann man die erforderliche Terminologie durch Zusammenstellungen wie der hier vorliegenden lernen. Bei vielen Studenten im Hauptstudium und bei der täglichen Routine in Apotheken hat dieses Büchlein sich bereits bewährt.

Dr. Christian Beyer, Mai 1996

Vorwort zur zweiten Auflage

Neben seiner ursprünglichen Aufgabe, der Arzneiherstellung, ist der Apotheker in der öffentlichen Apotheke heute mehr als früher Vermittler zwischen Patient und Arzt sowie Berater in Sachen Arzneimittel- und Gesundheitsfragen. Dazu muß er die Sprache des Arztes kennen, medizinische Begriffe verstehen und Informationsschriften lesen können.

Durch Kenntnis des Lateinischen und des Griechischen würde dies wesentlich erleichtert. Diese Kenntnis kann beim heutigen Pharmaziestudenten aber nicht mehr vorausgesetzt werden. Als Ersatz ist in der Approbationsordnung ein zwölfstündiger Kurs der pharmazeutischen und medizinischen Terminologie vorgesehen. In dieser Zeit ist kein Platz für Deklinationsübungen, zumal jegliche Grundlagen fehlen. Daher erschien es mir sinnvoll, das von Herrn Apotheker Herbert Hügel begonnene Buch völlig neu aufzubauen.

Den Hauptteil bildet ein Fachwörterbuch der wichtigsten medizinischen und pharmazeutischen Begriffe, deren Herkunft angegeben ist. Die Auswahl der Fachwörter ist natürlich subjektiv vorgenommen, kann und soll nicht vollständig sein. Das Fachwörterbuch soll insbesondere nicht mit den umfassenden Medizinlexika konkurrieren. Anregungen und Hinweise zu den Fachwörtern sind willkommen.

Geringe Berücksichtigung hat im einleitenden Teil die lateinische Grammatik erfahren. Ich bin mir bewußt, daß mangels Lateinvorbildung der Student nun die Begriffe wie Vokabeln lernen muß, daß er aber auch mit einer kurzen Einführung durch Deklinationstabellen nicht in der Lage gewesen wäre, lateinische Bezeichnungen richtig zu bilden. Diese Tabellen sind daher entfallen. Auch sprachwissenschaftliche Erklärungen, so interessant sie auch wären, mußten leider vernachlässigt werden.

Das Buch richtet sich an Studenten der Pharmazie, die besonders in der Pharmakologievorlesung mit medizinischen Fachbegriffen konfrontiert werden; ebenso richtet es sich an alle in der Apotheke tätigen Mitarbeiter.

Herrn Apotheker und Chefredakteur i.R. Herbert Hügel danke ich für seine Mitwirkung. Herrn Prof. Dilg, Marburg, danke ich für die vielen wertvollen Hinweise und Herrn Dr. A. Locher, Tübingen, für seine kritische Durchsicht. Herr Klaus Weyhing hat mir beim Verfassen des Manuskripts geholfen.

Tübingen, im Juni 1986   Dr. Christian Beyer

Inhaltsverzeichnis

Vorwort zur vierten Auflage 5
Lateinische Redewendungen und Abkürzungen 11

Erster Teil: Einführung in die lateinische und griechische Fachsprache 13

1.1 Einführung in die lateinische Terminologie 15
1.1.1 Schreibweise, Aussprache und Betonung 15
1.1.2 Deklination und Konjugation. 17
1.1.3 Bilden der lateinischen Bezeichnungen 18
1.1.4 Nomenklatur der Arzneistoffe und Drogen. 26
1.1.5 Zahlwörter, Präpositionen, Bestimmungswörter 41

1.2 Einführung in die griechische Terminologie 43
1.2.1 Umschrift griechischer Buchstaben 43

1.3 Chemische Nomenklatur 45
1.3.1 Chemische Kurzbezeichnungen, Warenzeichen 46

Zweiter Teil: Wörterbuch. 47

2.1 Vorbemerkungen zur Auswahl der Fachwörter und zum
    Aufbau des Eintrags. 49
2.2 Abkürzungen 50

Lateinische Redewendungen und Abkürzungen

a priori von vornherein

ad absurdum (führen) zum Sinnlosen führen, das Widersinnige nachweisen

ad acta zu den Akten (legen)

ad hoc für den (Augenblick), eigens zu diesem Zweck

ad libitum nach Belieben

alias ... sonst, noch ...

audiatur et altera pars gehört werde auch die andere Partei

conditio sine qua non Bedingung, ohne die (es) nicht (geht)

coram publico vor aller Augen

cum grano salis mit einem Körnchen Salz, mit einiger Einschränkung

curriculum vitae Lebenslauf

de facto tatsächlich

deus ex machina Gott aus der Maschine, unerwartete Lösung

emeritus Ausgedienter, Hochschullehrer im Ruhestand

eo ipso von selbst, selbstverständlich

ergo also, folglich

etc. = et cetera und so weiter

ex cathedra vom Lehrstuhl aus, aus päpstlicher Vollmacht

exequatur möge (das Amt) ausüben

expressis verbis ausdrücklich

genius loci der Geist des Ortes, das Schöpferische des Ortes

h. c. = honoris causa ehrenhalber

ibid. = ibidem ebenda

i. e. = id est das bedeutet

imprimatur es möge gedruckt werden

in memoriam zum Gedächtnis

junctum verbunden, Verbindung von Maßnahmen

lapsus linguae Fehltritt der Zunge, Versprecher

laudatio Lobrede

medias in res zur Sache

memento mori gedenke des Todes

nomen est omen Name ist Vorzeichen, im Namen liegt eine Vorbedeutung

numerus clausus geschlossene Anzahl, beschränkte Anzahl bei einer Zulassung

opus Werk

p. = pagina Seite

persona non grata unerwünschte Person

placet es gefällt, wird genehmigt, Zustimmung

primo loco an erster Stelle

primus inter pares der Erste unter Gleichen

pro domo für das Haus, für seine Interessen

p. s. = post scriptum Nachschrift

quorum von welchen, zur Beschlußfassung erforderliche Anzahl

rigorosum das strenge (Examen), mündliche Doktorprüfung

in statu nascendi im Werden

status quo gegenwärtiger Zustand

sui generis von eigener Art

tabula rasa reiner Tisch, reinen Tisch machen

vademecum wandere mit mir, Taschenbuch, Ratgeber

venia legendi das Recht zum Lesen, Vorlesungen zu halten

v. v. = vice versa umgekehrt

Erster Teil

Einführung in die lateinische und griechische Fachsprache

1.1 Einführung in die lateinische Terminologie

1.1.1 Schreibweise, Aussprache und Betonung

Schreibweise der Fachwörter

Die medizinischen Fachwörter können in drei Arten eingeteilt werden: Da sind zunächst diejenigen, die international verbindlich festgelegt sind. Dies geschah zuletzt durch die Empfehlungen der Anatomischen Gesellschaft in Wiesbaden 1965, davor durch die Pariser Nomina Anatomica (PNA) 1955. Diese Fachwörter sind Termini technici im engen Sinn, d.h. sie bezeichnen etwas eindeutig und international verständlich. Hier gibt es deshalb auch kaum Rechtschreibprobleme.

- Die *Termini technici* werden lateinisch geschrieben, wobei aber zu dem ursprünglichen lateinischen Alphabet die Buchstaben j sowie k und z, die vom griechischen $\varkappa$ (Kappa) bzw. ζ (Zeta) stammen, hinzukommen. Die Termini können ein oder mehrere (vorangestellte) Vorsatzwörter und/oder (angehängte) Nachsilben enthalten. Präfixe sind Vorsilben oder Vorsatzwörter. Suffixe sind Nachsilben, die oft Aussehen, Gestalt, Art oder Zugehörigkeit des Fachwortes näher definieren.

Termini unterliegen praktisch keinem Bedeutungswandel und bilden eine begriffliche Einheit.

- Diesen Termini stehen die *volkstümlichen Namen* gegenüber, die der gesprochenen Sprache entstammen und am wenigsten eindeutig definiert sind.
- Zwischen den Termini und den volkstümlichen Namen stehen die vor allem in der Nosologie (Systematische Beschreibung der Krankheiten) gebräuchlichen *Trivialbezeichnungen*. Dies sind meist eingedeutschte Fremdwörter; sie dienen überwiegend der mündlichen Verständigung mit Laien. Sie sind nicht immer eindeutig definiert. Sie bilden auch Anlaß für Streitigkeiten in ihrer Rechtschreibung. In diesem Buch gelten für die Rechtschreibung folgende Grundsätze:

Die *Termini* werden in ihrer lateinischen oder latinisierten Schreibweise angegeben, wobei ein zu c latinisiertes $\varkappa$ (Kappa) beibehalten und nicht zu k oder z verändert wird. Ebenso bleiben die Umlaute ae und oe bestehen.

Dagegen werden die *Trivialbezeichnungen* in ihrer eingedeutschten Schreibweise angegeben, das lateinische c also als k oder z und ae und oe als ä oder ö.

Bei manchen Wörtern ist die Unterscheidung zwischen Terminus und Trivialbezeichnung durch die Pluralendung möglich.

Einführung

An zwei Beispielen soll der Unterschied zwischen Terminus, Trivialbezeichnung und volkstümlichem Namen verdeutlicht werden:

Terminus:	Glaucoma haemorrhagicum, Plural: Glaucomata ...
Trivialbezeichnung:	Glaukom, Plural: Glaukome
volkst. Name:	Star
Terminus:	Tonsilla palatina, Plural: Tonsillae ...
Trivialbezeichnung:	Tonsilla, Plural: Tonsillen
volkst. Name:	(Gaumen-) Mandel

Aus dem Griechischen stammende und dort mit κ (Kappa) geschriebene Fachwörter werden in Termini häufig zu Wörtern mit c latinisiert. Sie sollen zu Trivialnamen mit k eingedeutscht werden.

Substantive, deren griechischer Ursprung auf -ϱϱοια endet und die zu -rrhoea latinisiert werden, sollen mit -rrhoe eingedeutscht werden. Dies entspricht der neuen pharmakologischen Literatur für Pharmazeuten und trägt zu internationaler Vereinheitlichung bei: Der Terminus lautet Diarrhoea, die Trivialbezeichnung Diarrhoe. Fachwörter wie Adjuvans sind eigentlich das Partizip Präsens von adiuvare: remedium adiuvans. Im Singular sollen sie deshalb mit Adjuvans, nicht mit Adjuvantium, im Plural mit Adjuvanzien, nicht mit Adjuvantien eingedeutscht werden.

Aussprache der Fachwörter

Vor den dunklen Vokalen a, o, u, dem Diphthong au und vor Konsonanten wird c wie k ausgesprochen, z. B. Candida, Corpus, causticus, crispus, vor den hellen Vokalen bzw. Umlauten e, i, y, ae und oe dagegen wie z, z. B. Cera, cito, Cystitis, caeruleus Coeliaca.

Folgen Vokale wie e und i aufeinander, besonders wenn sie in der Fuge von Wortstamm und -endung stehen, werden sie getrennt ausgesprochen, z. B. leni-ens, Trache-ide.

Ae und oe werden wie ä bzw. ö ausgesprochen. Man beachte aber Wörter wie Aloe und Benzoe, die Alo-e bzw. Benzo-e ausgesprochen werden.

Wörter wie Ischämie oder Ischias sollen Iß-chämie bzw. Iß-chias ausgesprochen werden.

Die Endsilben -tia, -tio und -tium werden wie -zia, -zio, -zium ausgesprochen; v wird wie w gesprochen, z. B. in Vena, die Vene.

Betonung der Fachwörter

Diphthonge sind Doppelvokale wie ae, oe, au und eu. Sie sind stets lang. Unterstrichene Diphthonge und Vokale sind zu betonen. Vokale mit einem Punkt darunter sind betont, aber kurz.

Zweisilbige Wörter werden meist auf der ersten Silbe betont, drei- oder mehrsilbige auf der vorletzten, wenn diese lang ist, auf der drittletzten, wenn diese kurz ist, z. B. Infusum, Peritonäum bzw. aureus.

1.1.2 Deklination und Konjugation

Deklination (Beugung der Substantive und Adjektive)
Die lateinischen Substantive bestehen aus dem Wortstamm, der ihre Bedeutung wiedergibt, und einer Endung, die den Numerus (Zahl), das Genus (Geschlecht), den Kasus (Fall) und die Zugehörigkeit zu einer der fünf Deklinationen anzeigt:

Numerus:	Singular (Einzahl), Plural (Mehrzahl)
Genus:	masculinum, femininum, neutrum
Kasus:	Nominativ, Genitiv, Dativ, Akkusativ, Ablativ
Deklination:	a-, o-, konsonantische oder i-, u- und e-Deklination

Im Lateinischen gibt es keine Artikel, die das Geschlecht anzeigen würden. Dieses ist nur an der Wortendung erkennbar. Von den Fällen kommen in der Fachsprache hauptsächlich der Nominativ und der Genitiv, viel seltener der Akkusativ und Ablativ vor.

Adjektive können zusätzlich zur Deklination gesteigert werden. Ausgehend von der Grundstufe (Positiv) wird die Vergleichsstufe (Komparativ) gebildet, daraus die Höchststufe (Superlativ). Einige Adjektive werden unregelmäßig gesteigert:

regelmäßig:	fortis, fortior/fortius, fortissimus
unregelmäßig:	bonus, melior/melius, optimus

Konjugation (Beugung der Verben)
Die Verben der lateinischen Fachsprache stehen ausgehend vom Infinitiv (Grundform) besonders auf Rezepten oft im Imperativ (Befehlsform), z. B.

Infinitiv		**Imperativ**	
addere	= hinzufügen	adde	= füge hinzu
dare	= geben	da	= gib
dividere	= teilen	divide	= teile
miscere	= mischen	misce	= mische
recipere	= nehmen	recipe	= nimm
signare	= bezeichnen	signa	= bezeichne
solvere	= lösen	solve	= löse

Einführung 18

oder im Konjunktiv (Möglichkeitsform), vor allem bei den Verben

Infinitiv			Konjunktiv		
dare	=	geben	de(n)tur	=	es soll(en) gegeben werden
facere	=	machen	fia(n)t	=	es soll(en) gemacht werden
(re)iterare	=	wiederholen	(re)iteretur	=	es soll (darf) wiederholt werden
repetere	=	wiederholen	repetatur	=	es soll (darf) wiederholt werden

Daneben gibt es noch das Partizip (Mittelwort), das als Partizip Präsens Aktiv und Partizip Perfekt Passiv vorkommen kann, z. B.

Infinitiv	Partizip Präsens	Partizip Perfekt
solvere = lösen	solvens = lösend	solutus = gelöst

1.1.3 Bilden der lateinischen Bezeichnungen

Medizinische Termini

Die Termini in der Anatomie und Nosologie sind meist zwei- oder dreigliedrige, durch Voranstellen von Präfixen oder Anhängen von Suffixen gebildete lateinische Bezeichnungen. Die Zusammensetzung (Compositum) besteht dann aus einem vorangesetzten, untergeordneten Bestimmungswort und dem nachfolgenden, übergeordneten Grundwort, das den Kasus angibt, z. B. Enteropathia (Bestimmungswort Enteron = Darm, Grundwort Pathia = allgemeine Erkrankung).

Präfixe und Suffixe sind nicht immer eindeutig von den Bestimmungswörtern abgrenzbar. Während die Bestimmungswörter in der Regel von Substantiven oder Adjektiven stammen, leiten sich die Prä- und Suffixe meist von Präpositionen oder Adverbien ab. Präfixe sind z. B. anti-, epi-, dys-, hypo-, infra-, kata-. Suffixe sind z. B. -icus, -id, -itas, -itis.

Die Komponenten des Fachworts werden durch die Bindevokale -i- (meist bei den lateinischen) oder -o- (meist bei den griechischen Composita) verbunden. Treffen verschiedene Konsonanten zusammen, werden die Endkonsonanten der Präpositionen gewöhnlich dem Anfangsbuchstaben des Grundworts angeglichen (assimiliert), z. B.

afferent von ad-ferre	= heran-bringen
Agglomerat von ad-glomerare	= an-häufen

Ergänzt werden die Termini durch Attribute (Beiwörter) wie Adjektiven, die dann im Kasus des Hauptbegriffs stehen, oder Genitivformen von Substantiven. Mit ihrer Hilfe wird dann der Terminus abgegrenzt oder näher erklärt, z. B.

Ulcus ventriculi = Magengeschwür

Die Termini werden nach den grammatikalischen Regeln dekliniert. Kasus (Fall), Numerus (Anzahl) und Genus (Geschlecht) sind durch die Endungen festgelegt, Artikel gibt es nicht. Manche Substantive kommen nur im Plural vor.
Im Gegensatz zu den Termini unterliegen die Trivialbezeichnungen nicht den lateinischen Grammatikregeln.

Drogen und Zubereitungen
Drogen und Zubereitungen werden in den Apotheken häufig noch unter der sog. alten lateinischen Bezeichnung geführt. Sie wird aus zwei Substantiven gebildet, von denen das eine im Nominativ steht und den verwendeten Drogenteil angibt. Wörter, die in Drogennamen und Bezeichnungen von Zubereitungen vorkommen können:

Singular	**Plural**	**Geschlecht**	**Bedeutung**
Acidum	Acida	n	Säure
Balsamum	Balsama	n	Balsam
Bulbus	Bulbi	m	Zwiebel
Cortex	Cortices	m	Rinde
Dilutio	Dilutiones	f	Verdünnung
Extractum	Extracta	n	Extrakt
Flos	Flores	m	Blüte
Folium	Folia	n	Blatt
Folliculus	Folliculi	m	Schote
Fructus	Fructus	m	Frucht
Gutta	Guttae	f	Tropfen
Herba	Herbae	f	Kraut
Lignum	Ligna	n	Holz
Liquor	Liquores	m	Flüssigkeit
Infusum	Infusa	n	Aufguß
Mixtura	Mixturae	f	Mischung (Mixtur)
Oleum	Olea	n	Öl
Pericarpium	Pericarpia	n	Fruchtschale
Pulvis	Pulveres	m	Pulver
Radix	Radices	f	Wurzel
Resina	Resinae	f	Harz
Rhizoma	Rhizomata	n	Wurzelstock

Singular	Plural	Geschlecht	Bedeutung
Semen	Semina	n	Samen
Sirupus	Sirupi	m	Sirup
Solutio	Solutiones	f	Lösung
Species	Species	f	Teemischung
Spiritus	Spiritus	m	Weingeist
Succus	Succi	m	Saft
Suppositorium	Suppositoria	n	Zäpfchen
Tabuletta	Tabulettae	f	Tablette
Tinctura	Tincturae	f	Tinktur
Trituratio	Triturationes	f	Verreibung
Tuber	Tubera	n	Knolle
Unguentum	Unguenta	n	Salbe
Vinum	Vina	n	Wein

Das zweite Substantiv steht im Genitiv und bezeichnet die Pflanze, von der die Droge stammt, z. B.

```
Flores Tiliae      = Blüten der Linde, Lindenblüten
Radix Valerianae   = Wurzel des Baldrians, Baldrianwurzel
```

Auf dieselbe Weise werden die *Zubereitungen* benannt, z. B.

```
Extractum Opii    = Opiumextrakt
Tinctura Chinae   = Chinatinktur
Pasta Zinci       = Zink(oxid)paste
```

Zu den so gebildeten Bezeichnungen können noch *Adjektive* hinzukommen, deren Form sich nach dem Substantiv richtet, das sie erklären, z. B.

```
Tinctura Valerianae composita = zusammengesetzte Baldriantinktur
```

Adjektive können z. B. sein:

Reinheitsgrade wie crudus, depuratus,
Zerkleinerungsgrade wie concisus, subtilis,
Zustandsbezeichnungen wie fluidus, solidus,
Eigenschaften wie fortis, leniens,
Farben wie aureus, flavus,
Geschmacksbezeichnungen wie amarus, dulcis.

Adjektive zum Bilden von Drogen-, Chemikalien- und Zubereitungsbezeichnungen

Adjektiv	Bedeutung	Adjektiv	Bedeutung
absolutus, -a, -um	ganz rein	rectificatus, -a, -um	wiederholt destilliert
acidus, -a, -um	sauer	ruber, rubra, rubrum	rot
acutus, -a, -um	gespitzt	siccatus, -a, -um	getrocknet
adhaesivus, -a, -um	haftend	solidus, -a, -um	fest
aethereus, -a, -um	ätherisch	spirituosus, -a, -um	weingeisthaltig
albus, -a, -um	weiß	sublimatus, -a, -um	sublimiert
amarus, -a, -um	bitter	subtilis, -e	fein
anhydricus, -a, -um	wasserfrei	tostus, -a, -um	geröstet
animalis, -e	tierisch	veterinarius, -a, -um	tierärztlich
aquosus, -a, -um	wasserhaltig	vulgaris, -e	gewöhnlich
aromaticus, -a, -um	aromatisch		
camphoratus, -a, -um	campherhaltig		
causticus, -a, -um	ätzend		
communis, -e	gewöhnlich		
compositus, -a, -um	zusammengesetzt		
concentratus, -a, -um	konzentriert		
concisus, -a, -um	zerschnitten		
contusus, -a, -um	zerstoßen		
crinalis, -e	zum Haar gehörig		
crispus, -a, -um	kraus		
crudus, -a, -um	roh		
cristallisatus, -a, -um	kristallisiert		
depuratus, -a, -um	gereinigt		
destillatus, -a, -um	destilliert		
dilutus, -a, -um	verdünnt		
dulcis, -e	süß		
durus, -a, -um	hart		
exsiccatus, -a, -um	ausgetrocknet		
factitius, -a, um	künstlich		
flavus, -a, -um	gelb		
fluidus, -a, -um	flüssig		
fortis, -e	stark		
grossus, -a, -um	grob		
hydricus, -a, -um	wasserhaltig		
liquefactus, -a, -um	verflüssigt		
liquidus, -a, -um	flüssig		
medicatus, -a, -um	heilsam		
mitis, -e	mild		
mollis, -e	weich		
niger, nigra, nigrum	schwarz		
oxidatus, -a, -um	oxidiert		
praecipitatus, -a, -um	gefällt		
pulveratus, -a, -um	pulverisiert		
purus, -a, -um	rein		
purissimus, -a, -um	sehr rein		
raffinatus, -a, -um	gereinigt		
raspatus, -a, -um	geraspelt		

Einführung

Lateinische Abkürzungen auf Rezepten

Abkürzung	Bedeutung	Übersetzung
aa, ana, $\overline{aa}$	ana partes aequales	zu gleichen Teilen
ad caps. gelat.	ad capsulas gelatinosas	in Gelatinekapseln
add.	adde	füge hinzu
ad man. med.	ad manus medici	zu Händen des Arztes
ad us. int. (ext.)	ad usum internum (externum)	zum inneren (äußeren) Gebrauch
ad us. med.	ad usum medicinalem (medici)	zum Gebrauch des Arztes
ad us. propr.	ad usum proprium	zum eigenen Gebrauch
ad us. vet.	ad usum veterinarium	zum tierärztlichen Gebrauch, zum Gebrauch für Tiere
ad vitr.	ad vitrum	in ein Glas
ad vitr. ampl.	ad vitrum amplum	in ein Weithalsglas
ad vitr. pat.	ad vitrum patentatum	in ein Tropfglas
aeq., aequal.	aequalis	gleich
Aq.	Aqua	Wasser
Aq. dem.	Aqua demineralisata	entmineralisiertes Wasser
Aq. dest.	Aqua destillata	destilliertes Wasser
Aq. purif(ic).	Aqua purificata	gereinigtes Wasser
aut idem		oder der gleiche (Wirkstoff)
aut simil.	aut simile, similia	oder ähnliches
C	centum	100
C	centies	Centesimalpotenz
c.	cum	mit
c. calicib.	cum calicibus	mit Kelchblättern (Kelchen)
c. flor.	cum floribus	mit Blüten
c. fruct.	cum fructibus	mit Früchten
caps.	capsula, -ae	Kapsel
cave		vermeide, Vorsicht!
cito		schnell
comp.	compositus, -a, -um	zusammengesetzt
conc.	concisus, -a, -um	zerschnitten
conc.	concentratus, -a, -um	konzentriert
D., d.	da oder detur	gib!, es werde gegeben
D., Dos.	Dosis	Gabe
d. t. d.	dentur tales doses	solche Mengen sollen gegeben werden
dep.	depuratus, -a, -um	gereinigt
dil., Dilut.	dilutus; Dilutio	verdünnt, Verdünnung
div. i. part. aequ.	divide in partes aequales	teile in gleiche Teile
Dos.	Dosis; (Doses)	Gabe(n), Menge(n)
Emuls.	Emulsio	Emulsion
exsicc.	exsiccatus, -a, -um	ausgetrocknet
f.	fiat	es soll gemacht werden
Glob. vagin.	Globuli vaginales	Vaginalkugeln

Abkürzung	Bedeutung	Übersetzung
gross. plv.	grossus pulveratus	grob gepulvert
Gtt.	Gutta, -ae	Tropfen
Inj.	Injectio	Einspritzung
inspiss.	inspissatus, -a, -um	eingedickt
L	quinquaginta	50
M	mille	1000
M. D. S., m. d. s.	misce, da, signa	mische, gib, bezeichne!
m. f.	misce fiat	mische, damit entsteht
M. m.	Morphinum muriaticum	Morphinhydrochlorid
min. conc.	minutim concisus, -a, -um	fein geschnitten
mur.	muriaticus = hydrochloricus	salzsauer
ne reit.	ne reiteretur	soll nicht zum zweitenmal angefertigt werden,
ne repet.	ne repetatur	soll nicht wiederholt (abgegeben) werden
Nr.	numerus	Anzahl
Pil.	Pilulae	Pillen
pro d.	pro die	für den Tag
pro baln.	pro balneo	für das Bad
pro dos.	pro dosi	für die Einzelgabe
pro infant.	pro infante, pro infantibus	für das Kind; für Kinder
pro med.	pro medico	für den Arzt, zu Händen des Arztes
pro us. vet.	pro usu veterinario	zum Gebrauch für Tiere
q. s.	quantum satis	soviel wie nötig ist
reit.	reiteretur	es werde wiederholt
rep.	repetatur	es werde wiederholt
R., Rp., Rec.	recipe	nimm!
S., s.	signa oder signetur	es soll die Aufschrift gemacht werden
s.	sine	ohne
sine confect.	sine confectione	ohne Originalverpackung
s. v.	sine vitro	ohne Glas (Originalverpackung)
solv.	solve	löse
Sol.	Solutio; solutus, -a, -um	Lösung, gelöst
Spec.	Species	Teemischung
spiss.	spissus, -a, -um	eingedickt
Supp.	Suppositorium	Zäpfchen
tal.	talis	so beschaffen, solcher
Tct., Tinct.	Tinctura	Tinktur
titr.	titratus, -a, -um	eingestellt
tot.	totus, -a, -um	ganz
Ugt., Ungt.	Unguentum	Salbe
ust.	ustus, -a, -um	gebrannt
vet.	veterinarius, -a, -um	tiermedizinisch
V. ampl.	Vitrum amplum	Weithalsglas
V. patent.	Vitrum patentatum	Patent-(Tropf-)Glas
V. pip.	Vitrum pipetatum	Pipettenglas
V. s., Vitr. simpl.	Vitrum simplex	einfaches Glas

Einführung 24

Sonstige Abkürzungen

In dieser Aufzählung sind auch allgemein gebräuchliche, nicht standardisierte Abkürzungen enthalten.

ABDA	Bundesvereinigung Deutscher Apothekerverbände
ABO	Apothekenbetriebsordnung
Abs.	Absatz
ACTH	Adrenocorticotropes Hormon
ADI-Wert	Acceptable Daily Intake
ADKA	Arbeitsgemeinschaft Deutscher Krankenhausapotheker
A.-E.	Antitoxin-Einheit
AMG	Arzneimittelgesetz
Amtsbl.	Amtsblatt
Anm.	Anmerkung
ApBetrO	Apothekenbetriebsordnung
ApoG	Apothekengesetz
ApoBetrV	Apothekenbetriebsverordnung
Apoth.-Jahrb.	Apotheker-Jahrbuch
APV	Arbeitsgemeinschaft für Pharmazeutische Verfahrenstechnik
Ausf.VO	Ausführungsverordnung
Az.	Aktenzeichen
AZ	Apotheker Zeitung (Montagsausgabe der DAZ)
BApO	Bundes-Apothekenbetriebsordnung
BArbG	Bundesarbeitsgericht
BAT-Wert	Biologischer Arbeitsplatztoleranzwert
Bd.	Band
BGA	Bundesgesundheitsamt
BGBl.	Bundesgesetzblatt
BGH	Bundesgerichtshof
BMFG	Bundesministerium für Gesundheit
BMI	Bundesministerium des Inneren
BSG	Bundessozialgericht
BtM.	Betäubungsmittel
BtMVV	Betäubungsmittelverschreibungsverordnung
BVA	Bundesverband der Angestellten in Apotheken
BVerfG	Bundesverfassungsgericht
BVerwG	Bundesverwaltungsgericht
ChemG	Chemikaliengesetz
CKW	Chlorkohlenwasserstoffe
CT	Computertomographie
DAB 10	Deutsches Arzneibuch 10. Ausgabe

DAC	Deutscher Arzneimittel-Codex
DAPI	Deutsches Arzneiprüfungsinstitut
DAZ	Deutsche Apotheker Zeitung
D.B.P.	Deutsches Bundes-Patent
Di.	Diphtherie
DIN	Deutsches Institut für Normung
DPT	Diphtherie-Pertussis-Tetanus
DPTPol	Diphtherie-Pertussis-Tetanus-Poliomyelitis
DST	Diphtherie-Scharlach-Tetanus
DT	Diphtherie-Tetanus
DTPol	Diphtherie-Tetanus-Poliomyelitis
DVO	Durchführungsverordnung
EEG	Elektro-Enzephalogramm
EKG	Elektro-Kardiogramm
Erl.	Erlaß, Erläuterungen
Eßl.	Eßlöffel
FCKW	Fluorchlorkohlenwasserstoffe
FIP	Fédération Internationale Pharmaceutique
GewO	Gewerbeordnung
GG	Grundgesetz
GLP	Good Laboratory Practices
GMP	Good Manufactoring Practices
GRG	Gesundheitsreformgesetz
GUV	Gemeindeunfallversicherungsverband
GVBl.	Gesetz- und Verordnungsblatt
HAB	Homöopathisches Arzneibuch
H.V.	Handverkauf
I.E.	internationale Einheit
i.m.	intramuskulär
INN	International Non Proprietary Name
ISO	International Organization for Standardization
I.U.	International Units
IUPAC	International Union of Pure and Applied Chemistry
i.v.	intravenös
l.c.	loco citato (am genannten Ort)
LD_{50}	mittlere letale Dosis
LG	Landgericht
LMBG	Lebensmittel- und Bedarfsgegenständegesetz
MAK	Maximale Arbeitsplatzkonzentration
MIK	Maximale Immissionskonzentration
MinBl.	Ministerialblatt
NRF	Neues Rezeptur-Formularium
Ø	Urtinktur (Homöopathie)

OLG	Oberlandesgericht
PCB	Polychlorierte Biphenyle
Pharm. Ztg.	Pharmazeutische Zeitung
Ph. Eur.	Europäisches Arzneibuch
PIC	Pharmaceutical Inspection Convention
PKA	Phamazeutisch-kaufmännische(r) Angestellte(r)
PolVO	Polizeiverordnung
®	Symbol für eingetragene (registrierte) Warenzeichen
RdErl.	Runderlaß
RVO	Reichsversicherungsordnung
sc.	subkutan
TAB	Typhus-Parathypus A/B
TABTet	Typhus-Parathypus A/B-Tetanus
TÄHAV	Tierärztliche Hausapothekenverordnung
TRGS	Technische Regeln für Gefahrstoffe
Tu., Tb., Tbc	Tuberkulose
Ty.	Typhus
VbF	Verordnung über brennbare Flüssigkeiten
vert.	vertatur (= es werde gewendet) = bitte wenden
VG	Verwaltungsgericht
VO	Verordnung
WIV	Fachgruppe Apotheker in Wissenschaft, Industrie und Verwaltung
ZL	Zentrallaboratorium
ZNS	Zentralnervensystem

1.1.4 Nomenklatur der Arzneistoffe und Drogen

Das Synonym-Verzeichnis zum Arzneibuch, erschienen in der 2. Ausgabe 1987, listet im Tabellenteil die Deutsche Bezeichnung, die Neue lateinische Bezeichnung, die Alte lateinische Bezeichnung u. a. auf. Im Gesamtregister stehen dann alle Bezeichnungen in einem Alphabet zusammen. Jedem Apotheker soll es selbst überlassen bleiben, welche Bezeichnung er wählt, mit der Empfehlung, die gewählte Art konsequent anzuwenden. Die folgende Tabelle, die sich an das Synonym-Verzeichnis anlehnt, enthält drei Spalten. Die erste nennt die alte lateinische Bezeichnung, die zweite die neue lateinische Bezeichnung, die dritte die deutsche Bezeichnung. Um die beiden lateinischen Spalten jede für sich alphabetisch nach einer Bezeichnung absuchen zu können, sind nicht in das Alphabet gehörende Bezeichnungen eingerückt. Es können deshalb auch Doppelnennungen vorkommen.

Alte lateinische Bezeichnung	Neue lateinische Bezeichnung	Deutsche Bezeichnung
Herba Absinthii	Absinthii herba	Wermutkraut
Gummi arabicum	Acaciae gummi	Arabisches Gummi
Gummi arabicum dispersione desiccatum	Acaciae gummi dispersione desiccatum	Sprühgetrocknetes arabisches Gummi
Acetonum	Acetonum	Aceton
Acidum aceticum glaciale	Acidum aceticum glaciale	Essigsäure 99%
Acidum aceticum 98 per centum	Acidum aceticum 98 per centum	Essigsäure 98%
Acidum aceticum 30 per centum	Acidum aceticum 30 per centum	Essigsäure 30%
Acidum acetylosalicylicum	Acidum acetylsalicylicum	Acetylsalicylsäure
Acidum adipinicum	Acidum adipinicum	Adipinsäure
Acidum alginicum	Acidum alginicum	Alginsäure
Acidum ascorbicum	Acidum ascorbicum	Ascorbinsäure
Acidum benzoicum	Acidum benzoicum	Benzoesäure
Acidum boricum	Acidum boricum	Borsäure
Acidum citricum anhydricum	Acidum citricum anhydricum	Wasserfreie Citronensäure
Acidum citricum monohydricum	Acidum citricum monohydricum	Citronensäure-Monohydrat
Acidum formicicum anhydricum	Acidum formicicum 98 per centum	Wasserfreie Ameisensäure
Acidum formicicum dilutum	Acidum formicicum dilutum	Verdünnte Ameisensäure
Acidum hydrochloricum 25%	Acidum hydrochloricum 25 per centum	Salzsäure 25%
Acidum hydrochloricum concentratum	Acidum hydrochloricum concentratum	Salzsäure 36%
Acidum hydrochloricum crudum	Acidum hydrochloricum crudum	Rohe Salzsäure
Acidum hydrochloricum dilutum	Acidum hydrochloricum dilutum	Salzsäure 10%
Acidum lacticum	Acidum lacticum	Milchsäure
Acidum malicum	Acidum malicum	Äpfelsäure
Acidum nitricum	Acidum nitricum 25 per centum	Salpetersäure
Acidum nitricum concentratum	Acidum nitricum concentratum	Konzentrierte Salpetersäure
Acidum phosphoricum	Acidum phosphoricum 25 per centum	Phosphorsäure 25%
Acidum phosphoricum concentratum	Acidum phosphoricum concentratum	Phosphorsäure 85%
Acidum phosphoricum dilutum	Acidum phosphoricum dilutum	Phosphorsäure 10%
Acidum salicylicum	Acidum salicylicum	Salicylsäure
Acidum sulfuricum	Acidum sulfuricum	Schwefelsäure
Acidum sulfuricum crudum	Acidum sulfuricum crudum	Rohe Schwefelsäure
Acidum sulfuricum dilutum	Acidum sulfuricum 16 per centum	Verdünnte Schwefelsäure
Acidum sulfuricum fumans	Acidum sulfuricum fumans	Rauchende Schwefelsäure
Acidum tannicum	Tanninum	Tannin, Gerbsäure
Acidum tartaricum	Acidum tartaricum	Weinsäure
Acidum trichloraceticum	Acidum trichloraceticum	Trichloressigsäure
Adeps Lanae anhydricus	Adeps lanae	Wollwachs
Adeps solidus	Adeps solidus	Hartfett
Adeps suillus	Adeps suillus	Schweineschmalz
Herba Adonidis	Adonidis herba	Adoniskraut

/ Einführung

Alte lateinische Bezeichnung	Neue lateinische Bezeichnung	Deutsche Bezeichnung
Pulvis Adonidis normatus	Adonidis pulvis normatus	Eingestelltes Adonispulver
Aethanolum 94 %	Ethanolum 96 per centum	Ethanol 96 %
Aether	Ether	Ether, Diethylether
Aether aceticus	Ethylis acetas	Ethylacetat
Aether pro narcosi	Aether anaestheticus	Ether zur Narkose
Agar Agar	Agar	Agar
Solutio Albumini humani	Albumini humani solutio	Albuminlösung vom Menschen
Herba Alchemillae	Alchemillae herba	Frauenmantelkraut
Alcohol absolutus	Ethanolum absolutum	Wasserfreies Ethanol
Alcohol benzylicus	Alcohol benzylicus	Benzylalkohol
Alcohol cetylicus	Alcohol cetylicus	Cetylalkohol
Alcohol cetylstearylicus emulsificans	Alcohol cetylicus et stearylicus emulsificans	Emulgierender Cetylstearylalkohol
Alcohol isopropylicus	Alcohol isopropylicus	Isopropylalkohol
Alcoholes Lanae	Alcoholes adipis lanae	Wollwachsalkohole
Aloe barbadensis	Aloe barbadensis	Curaçao-Aloe
Aloe capensis	Aloe capensis	Kap-Aloe
Extractum Aloes siccum normatum	Aloes extractum siccum normatum	Eingestellter Aloeextrakt
Radix Althaeae	Althaeae radix	Eibischwurzel
Sirupus Althaeae	Althaeae sirupus	Eibischsirup
Alumen	Alumen	Aluminiumkaliumsulfat
Liquor Aluminii aceticotartarici	Aluminii acetatis tartratis solutio	Aluminiumacetattartrat-Lösung
Fructus Ammi visnagae	Ammeos visnagae fructus	Ammi-visnaga-Früchte
Aluminium sulfuricum	Aluminii sulfas	Aluminiumsulfat
Natrium aethylisoamylbarbituricum	Amobarbitalum natricum	Amobarbital-Natrium
Ammonium bituminosulfonicum	Ichthammolum	Ammoniumbituminosulfonat
Ammonium chloratum	Ammonii chloridum	Ammoniumchlorid
Ammonium carbonicum	Ammonii hydrogenocarbonas et carbamas	Ammoniumcarbonat
Liquor Ammonii caustici	Ammonii hydroxidi solutio 10 per centum	Ammoniaklösung 10 %
Liquor Ammonii caustici triplex	Ammoniae solutio concentrata	Ammoniaklösung 26 %
Ammonium chloratum	Ammonii chloridum	Ammoniumchlorid
Oleum Amygdalarum	Amygdalae oleum	Mandelöl
Sirupus Amyli hydrolysati	Amyli hydrolysati sirupus	Glucosesirup
Amylum Maydis	Maydis amylum	Maisstärke
Amylum Oryzae	Oryzae amylum	Reisstärke
Amylum Solani	Solani amylum	Kartoffelstärke
Amylum Tritici	Tritici amylum	Weizenstärke
Radix Angelicae	Angelicae radix	Angelikawurzel
Oleum Anisi	Anisi aetheroleum	Anisöl
Fructus Anisi	Anisi fructus	Anis
Apomorphinum hydrochloricum	Apomorphini hydrochloridum	Apomorphinhydrochlorid
Aqua conservata	Aqua conservata	Konserviertes Wasser
Aqua Foeniculi	Foeniculi aqua	Fenchelwasser

Alte lateinische Bezeichnung	Neue lateinische Bezeichnung	Deutsche Bezeichnung
Aqua pro injectione	Aqua ad iniectabilia	Wasser für Injektionszwecke
Aqua conservata	Aqua conservata	Konserviertes Wasser
Aqua purificata	Aqua purificata	Gereinigtes Wasser
Aqua Rosae	Rosae aqua	Rosenwasser
Oleum Arachidis	Arachidis oleum	Erdnußöl
Argentum nitricum	Argenti nitras	Silbernitrat
Flores Arnicae	Arnicae flos	Arnikablüten
Tinctura Arnicae	Arnicae tinctura	Arnikatinktur
Atropinum sulfuricum	Atropini sulfas	Atropinsulfat
Pericarpium Aurantii	Aurantii pericarpium	Pomeranzenschale
Tinctura Aurantii	Aurantii tinctura	Pomeranzentinktur
Balsamum peruvianum	Balsamum peruvianum	Perubalsam
Barium sulfuricum	Barii sulfas	Bariumsulfat
Extractum Belladonnae	Belladonnae extractum	Belladonnaextrakt
Extractum Belladonnae siccum titratum	Belladonnae extractum siccum normatum	Eingestellter Belladonnatrockenextrakt
Folia Belladonnae	Belladonnae folium	Belladonnablätter
Pulvis Belladonnae normatus	Belladonnae pulvis normatus	Eingestelltes Belladonnapulver
Tinctura Belladonnae titrata	Belladonnae tinctura normata	Eingestellte Belladonnatinktur
Solutio Benzalkonii chlorati	Benzalkonii chloridi solutio	Benzalkoniumchlorid-Lösung
Benzalkonium chloratum	Benzalkonii chloridum	Benzalkoniumchlorid
Benzinum	Benzinum	Benzin
Benzoe	Benzoe tonkinensis	Benzoe
Tinctura Benzoes	Benzoes tinctura	Benzoetinktur
	Benzoylis peroxidum cum aqua	Wasserhaltiges Benzoylperoxid
Benzylium amygdalicum	Benzylis mandelas	Benzylmandelat
Benzylium benzoicum	Benzylis benzoas	Benzylbenzoat
Benzylium nicotinicum	Benzylis nicotinas	Benzylnicotinat
Folia Betulae	Betulae folium	Birkenblätter
Bismutum subcarbonicum	Bismuthi subcarbonas	Basisches Bismutcarbonat
Bismutum subgallicum	Bismuthi subgallas	Basisches Bismutgallat
Bismutum subnitricum	Bismuthi subnitras	Basisches Bismutnitrat
Bolus alba	Kaolinum ponderosum	Weißer Ton
Bulbus Scillae	Scillae bulbus	Meerzwiebel
Natrium tetraboricum	Borax	Natriumtetraborat, Borax
Oleum Cacao	Cacao oleum	Kakaobutter
Calcium behenicum	Calcii behenas	Calciumbehenat, Calciumarachinat
Calcium carbonicum	Calcii carbonas	Calciumcarbonat
Calcium chloratum siccatum	Calcii chloridum	Calciumchlorid
Calcium gluconicum	Calcii gluconas	Calciumgluconat
Calcium lacticum	Calcii lactas	Calciumlactat
Calcium pantothenicum	Calcii pantothenas	Calciumpantothenat
Calcium phosphoricum	Calcii hydrogenophosphas	Calciumhydrogenphosphat
Calcium stearinicum	Calcii stearas	Calciumstearat

Einführung

Alte lateinische Bezeichnung	Neue lateinische Bezeichnung	Deutsche Bezeichnung
Calcium sulfuricum hemihydricum	Calcii sulfas hemihydricus	Calciumsulfat-Hemihydrat
Camphora	Camphora	Campher
Fructus Capsici frutescentis	Capsici fructus acer	Cayennepfeffer
Mucilago Carboxymethylcellulosi	Carboxymethylcellulosi mucilago	Carboxymethylcellulosegel
Carboxymethylcellulosi Natrium	Carboxymethylcellulosum natricum	Carboxymethylcellulose-Natrium
Carbo medicinalis	Carbo activatus	Medizinische Kohle
Fructus Cardamomi	Cardamomi fructus	Kardamomen
Fructus Cardui Mariae	Cardui mariae fructus	Mariendistelfrüchte
Oleum Carvi	Carvi aetheroleum	Kümmelöl
Fructus Carvi	Carvi fructus	Kümmel
Oleum Caryophylli	Caryophylli aetheroleum	Nelkenöl
Flores Caryophylli	Caryophylli flos	Gewürznelken
Cellulosum acetico-phthalicum	Cellulosi acetas phthalas	Celluloseacetatphthalat
Pulvis Cellulosi	Cellulosi pulvis	Cellulosepulver
Herba Centaurii	Centaurii herba	Tausendgüldenkraut
Cera alba	Cera alba	Gebleichtes Wachs
Cera carnaubae	Cera carnauba	Carnaubawachs
Cera flava	Cera flava	Gelbes Wachs
Cetaceum	Cetaceum	Walrat
Cetylium palmitinicum	Cetylii palmitas	Cetylpalmitat
Flores Chamomillae Romanae	Chamomillae romanae flos	Römische Kamille
Herba Chelidonii	Chelidonii herba	Schöllkraut
Chinium hydrochloricum	Chinini hydrochloridum	Chininhydrochlorid
Chloralum hydratum	Chlorali hydras	Chloralhydrat
Chloroformium	Chloroformium	Chloroform
Cortex Chinae	Cinchonae cortex	Chinarinde
Tinctura Chinae composita	Chinchonae tinctura composita	Zusammengesetzte Chinatinktur
Oleum Cinnamomi	Cinnamomi aetherolum	Zimtöl
Cortex Cinnamomi	Cinnamomi cortex	Zimtrinde
Codeinum phosphoricum	Codenii phosphas hemihydricus	Codeinphosphat-Hemihydrat
Coffeinum	Coffeinum	Coffein
Collemplastra	Emplastra adhaesiva	Heftpflaster
Collodium	Collodium	Collodium
Cortex Chinae	Cinchonae cortex	Chinarinde
Cortex Cinnamomi	Cinnamomi cortex	Zimtrinde
Tabulettae	Compressi	Tabletten
Cortex Frangulae	Frangulae cortex	Faulbaumrinde
Cortex Rhamni purshianae	Rhamni purshiani cortex	Cascararinde
Cortex Salicis	Salicis cortex	Weidenrinde
Herba Convallariae	Convallariae herba	Maiglöckchenkraut
Fructus Coriandri	Coriandri fructus	Koriander
Folia Crataegi cum Floribus	Crataegi folium cum flore	Weißdornblätter mit Blüten
Crocus	Croci stigma	Safran
Semen Cucurbitae	Cucurbitae semen	Kürbissamen
Cuprum sulfuricum	Cupri sulfas pentahydricus	Kupfersulfat-Pentahydrat

Alte lateinische Bezeichnung	Neue lateinische Bezeichnung	Deutsche Bezeichnung
Rhizona Curcumae	Curcumae xanthorrhizae rhizoma	Javanische Gelbwurz
Fructus Cynosbati cum Semine	Cynosbati fructus cum semine	Hagebutten
Dichlormethanum	Methyleni chloridum	Dichlormethan
Folia Digitalis lanatae	Digitalis lanatae folium	Digitalis-lanata-Blätter
Folia Digitalis purpureae	Digitalis purpureae folium	Digitalis-purpurea-Blätter
Kalium phosphoricum	Dikalii phosphas	Kaliummonohydrogenphosphat
Natrium phosphoricum	Dinatrii phosphas	Natriummonohydrogenphosphat
Natrium phosphoricum	Dinatrii phosphas dihydricus	Natriummonohydrogenphosphat-Dihydrat
Radix Echinaceae angustifoliae	Echinaceae angustifoliae radix	Sonnenhutwurzel
Collemplastra	Emplastra adhaesiva	Heftpflaster
Herba Ephedrae	Ephedrae herba	Ephedrakraut
Herba Equiseti	Equiseti herba	Schachtelhalmkraut
Semen Erucae	Erucae semen	Weißer Senfsamen
Alcohol absolutus	Ethanolum absolutum	Wasserfreies Ethanol
Spiritus dilutus	Ethanolum 70 per centum	Ethanol 70 %
Aethanolum 94 %	Ethanolum 96 per centum	Ethanol 96 %
Aether aceticus	Ethylis acetas	Ethylacetat
Oleum Eucalypti	Eucalypti aetheroleum	Eucalyptusöl
Folia Eucalypti	Eucalypti folium	Eucalyptusblätter
Extractum Aloes siccum normatum	Aloes extractum siccum normatum	Eingesteller Aloeextrakt
Extractum Belladonnae	Belladonnae extractum	Belladonnaextrakt
Extractum Belladonnae siccum titratum	Belladonnae extractum siccum normatum	Eingestellter Belladonnatrockenextrakt
Extractum Faecis	Faecis extractum	Hefe-Trockenextrakt
Extractum Faecis spissum	Faecis extractum spissum	Hefe-Dickextrakt
Extractum Ipecacuanhae siccum titratum	Ipecacuanhae extractum siccum normatum	Eingestellter Ipecacuanhatrockenextrakt
Extractum Liquiritiae fluidum	Liquiritiae extractum fluidum	Süßholzfluidextrakt
Extractum Opii	Opii extractum	Opiumextrakt
Extractum Thymi fluidum	Thymi extractum fluidum	Thymianfluidextrakt
Extractum Valerianae siccum	Valerianae extractum siccum	Baldriantrockenextrakt
Extractum Faecis	Faecis extractum	Hefe-Trockenextrakt
Extractum Faecis spissum	Faecis extractum spissum	Hefe-Dickextrakt
Folia Farfarae	Farfarae folium	Huflattichblätter
Ferrum pulveratum	Ferri pulvis	Eisenpulver
Ferrum sulfuricum	Ferrosi sulfas	Eisen(II)-sulfat
Flores Arnicae	Arnicae flos	Arnikablüten
Flores Caryophylli	Caryophylli flos	Gewürznelken
Flores Chamomillae	Matricariae flos	Kamillenblüten
Flores Chamomillae Romanae	Chamomillae romanae flos	Römische Kamille
Flores Hibisci	Hibisci flos	Hibiscusblüten

Einführung

Alte lateinische Bezeichnung	Neue lateinische Bezeichnung	Deutsche Bezeichnung
Flores Malvae	Malvae flos	Malvenblüten
Flores Sambuci	Sambuci flos	Holunderblüten
Flores Tiliae	Tiliae flos	Lindenblüten
Flores Verbasci	Verbasci flos	Wollblumen
Folia Belladonnae	Belladonnae folium	Belladonnablätter
Folia Betulae	Betulae folium	Birkenblätter
Folia Crataegi cum Floribus	Crategi folium cum flore	Weißdornblätter mit Blüten
Folia Digitalis lanatae	Digitalis lanatae folium	Digitalis-lanata-Blätter
Folia Digitalis purpureae	Digitalis purpureae folium	Digitalis-purpurea-Blätter
Folia Eucalypti	Eucalypti folium	Eucalyptusblätter
Folia Farfarae	Farfarae folium	Huflattichblätter
Folia Hamamelidis	Hamamelidis folium	Hamamelisblätter
Folia Hyoscyami	Hyoscyami folium	Hyoscyamusblätter
Folia Lauri	Lauri folium	Lorbeerblätter
Folia Malvae	Malvae folium	Malvenblätter
Folia Melissae	Melissae folium	Melissenblätter
Folia Menthae piperitae	Menthae piperitae folium	Pfefferminzblätter
Folia Oleandri	Oleandri folium	Oleanderblätter
Folia Orthosiphonis	Orthosiphonis folium	Orthosiphonblätter
Folia Salviae	Salviae folium	Salbeiblätter
Folia Salviae trilobae	Salviae trilobae folium	Dreilappiger Salbei
Folia Sennae	Sennae folium	Sennesblätter
Folia Stramonii	Stramonii folium	Stramoniumblätter
Folia Urticae	Urticae folium	Brennesselblätter
Folia Uvae ursi	Uvae ursi folium	Bärentraubenblätter
Folliculi Sennae	Sennae fructus acutifoliae	Alexandriner-Sennesfrüchte
Folliculi Sennae	Sennae fructus angustifoliae	Tinnevelly-Sennesfrüchte
Oleum Foeniculi	Foeniculi aetheroleum	Fenchelöl
	Foeniculi amari fructus	Bitterer Fenchel
Aqua Foeniculi	Foeniculi aqua	Fenchelwasser
Fructus Foeniculi	Foeniculi fructus	Fenchel
Semen Foenugraeci	Foenugraeci semen	Bockshornsamen
Formaldehyd solutus	Formaldehydi solutio	Formaldehyd-Lösung
Fructus Ammi visnagae	Ammeos visnagae fructus	Ammi-visnaga-Früchte
Fructus Anisi	Anisi fructus	Anis
Fructus Anisi stellati	Anisi stellati fructus	Sternanis-Früchte
Fructus Capsici frutescentis	Capsici fructus acer	Cayennepfeffer
Fructus Cardamomi	Cardamomi fructus	Kardamomen
Fructus Cardui Mariae	Cardui mariae fructus	Mariendistelfrüchte
Fructus Carvi	Carvi fructus	Kümmel
Fructus Coriandri	Coriandri fructus	Koriander
Fructus Cynosbati cum Semine	Cynosbati fructus cum semine	Hagebutten
Fructus Cynosbati sine Semine	Rosae pseudofructus	Hagebuttenschalen
Fructus Foeniculi	Foeniculi fructus	Fenchel
Fructus Juniperi	Juniperi fructus	Wacholderbeeren
Fructus Piperis albi	Piperis fructus albus	Weißer Pfeffer
Fructus Piperis nigri	Piperis nigri fructus	Schwarzer Pfeffer
Cortex Frangulae	Frangulae cortex	Faulbaumrinde
Fucus vesiculosus	Fucus	Tang
Gelatina alba	Gelatina	Gelatine

Alte lateinische Bezeichnung	Neue lateinische Bezeichnung	Deutsche Bezeichnung
Radix Gentianae	Gentianae radix	Enzianwurzel
Tinctura Gentianae	Gentianae tinctura	Enziantinktur
Radix Ginseng	Ginseng radix	Ginsengwurzel
Saccharum amylaceum	Glucosum monohydricum	Glucose-Monohydrat
Glycerinum	Glycerolum 85 per centum	Glycerol 85%
Glycerinum anhydricum	Glycerolum	Glycerol
Gummi arabicum	Acaciae gummi	Arabisches Gummi
Gummi arabicum dispersione desiccatum	Acaciae gummi dispersione desiccatum	Sprühgetrocknetes, arabisches Gummi
Folia Hamamelidis	Hamamelidis folium	Hamamelisblätter
Herba Absinthii	Absinthii herba	Wermutkraut
Herba Adonidis	Adonidis herba	Adoniskraut
Herba Alchemillae	Alchemillae herba	Frauenmantelkraut
Herba Centaurii	Centaurii herba	Tausendgüldenkraut
Herba Chelidonii	Chelidonii herba	Schöllkraut
Herba Convallariae	Convallariae herba	Maiglöckchenkraut
Herba Ephedrae	Ephedrae herba	Ephedrakraut
Herba Equiseti	Equiseti herba	Schachtelhalmkraut
Herba Hyperici	Hyperici herba	Johanniskraut
Herba Leonuri cardiacae	Leonuri cardiacae herba	Herzgespannkraut
Herba Millefolii	Millefolii herba	Schafgarbenkraut
Herba Passiflorae	Passiflorae herba	Passionsblumenkraut
Herba Plantaginis lanceolatae	Plantaginis lanceolatae herba	Spitzwegerichkraut
Herba Pulmonariae	Pulmonariae herba	Lungenkraut
Herba Serpylli	Serpylli herba	Quendelkraut
Herba Thymi	Thymi herba	Thymian
Herba Urticae	Urticae herba	Brennesselkraut
Herba visci albi	Visci herba	Mistelkraut
Flores Hibisci	Hibisci flos	Hibiscusblüten
Semen Hippocastani	Hippocastani semen	Roßkastaniensamen
Oleum Jecoris Hippoglossi	Hippoglossi jecoris oleum	Heilbuttleberöl
Pulvis Hyoscyami titratus	Hyoscyami pulvis normatus	Eingestelltes Hyoscyamuspulver
Hydrargyrum	Hydrargyrum	Quecksilber
Hydrargyrum bichloratum	Hydrargyri dichloridum	Quecksilber(II)-chlorid
Hydrargyrum chloratum	Hydrargyri chloridum	Quecksilber(I)-chlorid
Hydrargyrum bichloratum	Hydrargyri dichloridum	Quecksilber(II)-chlorid
Hydrargyrum	Hydrargyrum	Quecksilber
Hydrogenium peroxydatum solutum	Hydrogenii peroxidum 3 per centum	Wasserstoffperoxid-Lösung 3%
Hydrogenium peroxydatum solutum concentratum	Hydrogenii peroxidum 30 per centum	Wasserstoffperoxid-Lösung 30%
Folia Hyoscyami	Hyoscyami folium	Hyoscyamusblätter
Herba Hyperici	Hyperici herba	Johanniskraut
Ammonium bituminosulfonicum	Ichthammoulum	Ammoniumbituminosulfonat
Tinctura Jodi	Iodi solutio ethanolica	Ethanolhaltige Iod-Lösung

Einführung 34

Alte lateinische Bezeichnung	Neue lateinische Bezeichnung	Deutsche Bezeichnung
Jodum	Iodum	Jod
Extractum Ipecacuanhae siccum titratum	Ipecacuanhae extractum siccum normatum	Eingestellter Ipecacuanha-trockenextrakt
Pulvis Ipecacuanhae titratus	Ipecacuanhae pulvis normatus	Eingestelltes Ipecacuanhapulver
Radix Ipecacuanhae	Ipecacuanhae radix	Ipecacuanhawurzel
Tinctura Ipecacuanhae	Ipecacuanhae tinctura normata	Ipecacuanhatinktur
Rhizoma Iridis	Iridis rhizoma	Veilchenwurzel
Fructus Juniperi	Juniperi fructus	Wacholderbeeren
Kalium bicarbonicum	Kalii hydrogencarbonas	Kaliumhydrogencarbonat
Kalium bromatum	Kalii bromidum	Kaliumbromid
Kalium carbonicum	Kalii carbonas	Kaliumcarbonat
Kalium chloratum	Kalii chloridum	Kaliumchlorid
Kalium chloricum	Kalii chloras	Kaliumchlorat
Kalium citricum	Kalii citras	Kaliumcitrat
Kalium dihydrogenphosphoricum	Kalii dihydrogenophosphas	Kaliumdihydrogenphosphat
Kalium bicarbonicum	Kalii hydrogencarbonas	Kaliumhydrogencarbonat
Kalium hydroxydatum	Kalii hydroxidum	Kaliumhydroxid
Kalium jodatum	Kalii iodicum	Kaliumiodid
Liquor Kali caustici	Kalii hydroxidi solutio	Kalilauge
Kalium hydroxydatum	Kalii hydroxidum	Kaliumhydroxid
Kalium jodatum	Kalii iodicum	Kaliumiodid
Solutio Kalii lactici	Kalii lactatis solutio	Kaliumlactatlösung
Tartarus natronatus	Kalii-natrii tartras	Kaliumnatriumtartrat
Kalium nitricum	Kalii nitras	Kaliumnitrat
Kalium permanganicum	Kalii permanganas	Kaliumpermanganat
Kalium phosphoricum	Dikalii phosphas	Kaliummonohydrogenphosphat
Kalium sorbinicum	Kalii sorbas	Kaliumsorbat
Bolus alba	Kaolinum ponderosum	Weißer Ton
Lacca in Tabulis	Lacca in tabulis	Schellack
Saccharum Lactis	Lactosum	Lactose
Solutio Lactulosi	Lactulosi solutio	Lactulose-Lösung
Unguentum Alcoholum Lanae	Lanae alcoholum unguentum	Wollwachsalkoholsalbe
Lanolinum	Lanolinum	Lanolin
Folia Lauri	Lauri folium	Lorbeerblätter
Oleum Lavandulae	Lavandulae aetheroleum	Lavendelöl
Herba Leonuri cardiacae	Leonuri cardiacae herba	Herzgespannkraut
Lichen islandicus	Lichen islandicus	Isländisches Moos
Liquor Aluminii acetico-tartarici	Aluminii acetatis tartratis solutio	Aluminiumacetattartrat-Lösung
Liquor Ammonii caustici	Ammonii hydroxidi solutio 10 per centum	Ammoniaklösung 10%
Liquor Ammonii caustici triplex	Ammonii hydroxidi solutio 25 per centum	Ammoniaklösung 25%
Liquor Kali caustici	Kalii hydroxidi solutio	Kalilauge
Liquor Natri caustici	Natrii hydroxidi solutio 15 per centum	Natriumhydroxid-Lösung 15%
Radix Levistici	Levistici radix	Liebstöckelwurzel

Alte lateinische Bezeichnung	Neue lateinische Bezeichnung	Deutsche Bezeichnung
Lichen islandicus	Lichen islandicus	Isländisches Moos
Oleum Citri	Limonis aetheroleum	Citronenöl
Oleum Lini	Lini oleum	Leinöl
Semen Lini	Lini semen	Leinsamen
Extractum Liquiritiae fluidum	Liquiritiae extractum fluidum	Süßholzfluidextrakt
Radix Liquiritiae	Liquiritiae radix	Süßholzwurzel
Radix Liquiritiae sine Cortice	Liquiritiae radix sine cortice	Geschälte Süßholzwurzel
Succus Liquiritiae	Liquiritiae succus	Süßholzsaft
Lithium carbonicum	Lithii carbonas	Lithiumcarbonat
Strobuli lupuli	Lupuli strobulus	Hopfenzapfen
Lycopodium	Lycopodium	Lycopodium
Magnesia usta	Magnesii oxidum leve	Leichtes Magnesiumoxid
Magnesium chloratum	Magnesii chloridum	Magnesiumchlorid
Magnesium oxydatum ponderosum	Magnesii oxidum ponderosum	Schweres Magnesiumoxid
Magnesium peroxidatum 25 %	Magnesii peroxidum	Magnesiumperoxid
Magnesium subcarbonicum leve	Magnesii subcarbonas levis	Leichtes basisches Magnesiumcarbonat
Magnesium subcarbonicum ponderosum	Magnesii subcarbonas ponderosus	Schweres basisches Magnesiumcarbonat
Magnesium sulfuricum	Magnesii sulfas	Magnesiumsulfat
Magnesium trisilicicum	Magnesii trisilicas	Magnesiumtrisilicat
Flores Malvae	Malvae flos	Malvenblüten
Folia Malvae	Malvae folium	Malvenblätter
Flores Chamomillae	Matricariae flos	Kamillenblüten
Amylum Maydis	Maydis amylum	Maisstärke
Mel	Mel	Honig
Folia Melissae	Melissae folium	Melissenblätter
Oleum Menthae arvensis	Menthae arvensis aetheroleum	Minzöl
Dichlormethanum	Methyleni chloridum	Dichlormethan
Methylium salicylicum	Methylis salicylas	Methylsalicylat
Oleum Menthae piperitae	Menthae piperitae aetheroleum	Pfefferminzöl
Folia Menthae piperitae	Menthae piperitae folium	Pfefferminzblätter
Methylium salicylicum	Methylis salicylas	Methylsalicylat
Herba Millefolii	Millefolii herba	Schafgarbenkraut
Mucilago Carboxymethylcellulosi	Carboxymethylcellulosi mucilago	Carboxymethylcellulosegel
Semen Myristicae	Myristicae semen	Muskatnuß
Myrrha	Myrrha	Myrrhe
Tinctura Myrrhae	Myrrhae tinctura	Myrrhentinktur
Natrium aceticum	Natrii acetas	Natriumacetat
Natrium aethylendiamium tetraaceticum	Natrii edetas	Natriumedetat
Natrium aethylisoamylbarbituricum	Amobarbitalum natricum	Amobarbital-Natrium
Natrium aethylmethylbutylbarbituricum	Pentobarbitalum natricum	Pentobarbital-Natrium
Natrium alginicum	Natrii alginas	Natriumalginat

Einführung

Alte lateinische Bezeichnung	Neue lateinische Bezeichnung	Deutsche Bezeichnung
Natrium benzoicum	Natrii benzoas	Natriumbenzoat
Natrium bromatum	Natrii bromidum	Natriumbromid
Natrium bicarbonicum	Natrii hydrogenocarbonas	Natriumhydrogencarbonat
Natrium bromatum	Natrii bromidum	Natriumbromid
Natrium carbonicum	Natrii carbonas decahydricus	Natriumcarbonat-Decahydrat
Natrium carbonicum siccatum	Natrii carbonas monohydricus	Natriumcarbonat-Monohydrat
Natrium cetylstearylsulfuricum	Natrii cetylo- et stearylosulfas	Natrium cetylstearylsulfat
Natrium chloratum	Natrii chloridum	Natriumchlorid
Natrium citricum	Natrii citras	Natriumcitrat
Natrium aethylendiamium tetraaceticum	Natrii edetas	Natriumedetat
Natrium bicarbonicum	Natrii hydrogencarbonas	Natriumhydrogencarbonat
Liquor Natri caustici	Natrii hydroxidi solutio 15 per centum	Natriumhydroxid-Lösung 15%
Natrium hydroxydatum	Natrii hydroxidum	Natriumhydroxid
Natrium jodatum	Natrii iodidum	Natriumiodid
Solutio Natrii lactici	Natrii lactatis solutio	Natriumlactat-Lösung
	Natrii metabisulfis	Natriummetabisulfit
Natrium nitricum	Natrii nitras	Natriumnitrat
Natrium nitrosum	Natrii nitris	Natriumnitrit
Natrium phosphoricum	Dinatrii phosphas dihydricus	Natriummonohydrogenphosphat-Dihydrat
Natrium salicylicum	Natrii salicylas	Natriumsalicylat
Natrium sulfuricum	Natrii sulfas decahydricus	Natriumsulfat-Decahydrat
Natrium tetraboricum	Borax	Natriumtetraborat
Natrium thiosulfuricum	Natrii thiosulfas	Natriumthiosulfat
Nitrogenium oxydulatum	Nitrogenii oxidum	Distickstoffmonoxid
Folia Oleandri	Oleandri folium	Oleanderblätter
Pulvis Oleandri normatus	Oleandri pulvis normatus	Eingestelltes Oleanderpulver
Oleum Amygdalarum	Amygdalae oleum	Mandelöl
Oleum Anisi	Anisi aetheroleum	Anisöl
Oleum Arachidis	Arachidis oleum	Erdnußöl
Oleum Cacao	Cacao oleum	Kakaobutter
Oleum Carvi	Carvi aetheroleum	Kümmelöl
Oleum Caryophylli	Caryophylli aetheroleum	Nelkenöl
Oleum Cinnamomi	Cinnamomi aetheroleum	Zimtöl
Oleum Citri	Limonis aetheroleum	Citronenöl
Oleum Eucalypti	Eucalypti aetheroleum	Eucalyptusöl
Oleum Foeniculi	Foeniculi aetheroleum	Fenchelöl
Oleum Jecoris Hippoglossi	Hippoglossi jecoris oleum	Heilbuttleberöl
Oleum Lavandulae	Lavandulae aetheroleum	Lavendelöl
Oleum Lini	Lini oleum	Leinöl
Oleum Menthae arvensis	Menthae arvensis aetheroleum	Minzöl
Oleum Menthae piperitae	Menthae piperitae aetheroleum	Pfefferminzöl
Oleum Olivarum	Olivae oleum	Olivenöl
Oleum Pini pumilionis	Pini pumilionis aetheroleum	Latschenkiefernöl
Oleum Pini sibiricum	Picea aetheroleum	Fichtennadelöl

Alte lateinische Bezeichnung	Neue lateinische Bezeichnung	Deutsche Bezeichnung
Oleum Pini silvestris	Pini aetheroleum	Kiefernnadelöl
Oleum Ricini	Ricini oleum	Rizinusöl
Oleum Rosae	Rosae aetheroleum	Rosenöl
Oleum Rosmarini	Rosmarini aetheroleum	Rosmarinöl
Oleum Sesami	Sesami oleum	Sesamöl
Oleum Terebinthinae rectificatum	Terebinthinae aetheroleum rectificatum	Gereinigtes Terpentinöl
Oleylium oleinicum	Oleylis oleas	Oleyloleat
Opium	Opium crudum	Opium
Pancreatinum	Pancreatis pulvis	Pankreas-Pulver
Pulvis Opii normatus	Opii pulvis normatus	Eingestelltes Opium
Tinctura Opii	Opii tinctura	Opiumtinktur
Folia Orthosiphonis	Orthosiphonis folium	Orthosiphonblätter
Amylum Oryzae	Oryzae amylum	Reisstärke
Pancreatinum	Pancreatis pulvis	Pankreas-Pulver
Paraffinum perliquidum	Paraffinum perliquidum	Dünnflüssiges Paraffin
Paraffinum solidum	Paraffinum solidum	Hartparaffin
Paraffinum subliquidum	Paraffinum liquidum	Dickflüssiges Paraffin
	Partialglycerida longicatenalia	Höherkettige Partialglyceride
	Partialglycerida mediocatenalia	Mittelkettige Partialglyceride
Herba Passiflorae	Passiflorae herba	Passionsblumenkraut
Pasta Zinci	Zinci pasta	Zinkpaste
Natrium aethylmethylbutylbarbituricum	Pentobarbitalum natricum	Pentobarbital-Natrium
Pepsinum	Pepsini pulvis	Pepsin
Pericarpium Aurantii	Aurantii pericarpium	Pomeranzenschale
Phenolum liquefactum	Phenolum liquefactum	Verflüssigtes Phenol
Oleum Pini sibiricum	Picea aetheroleum	Fichtennadelöl
Oleum Pini pumilionis	Pini pumilionis aetheroleum	Latschenkiefernöl
Oleum Pini silvestris	Pini aetheroleum	Kiefernnadelöl
Fructus Piperis albi	Piperis fructus albus	Weißer Pfeffer
Fructus Piperis nigri	Piperis nigri fructus	Schwarzer Pfeffer
Herba Plantaginis lanceolatae	Plantaginis lanceolatae herba	Spitzwegerichkraut
Semen Plantaginis ovatae	Plantaginis ovatae semen	Indische Flohsamen
Pulvis Adonidis normatus	Adonidis pulvis normatus	Eingestelltes Adonispulver
Pulvis Belladonnae normatus	Belladonnae pulvis normatus	Eingestelltes Belladonnapulver
Pulvis Cellulosi	Cellulosi pulvis	Cellulosepulver
Pulvis Hyoscyami titratus	Hyoscyami pulvis normatus	Eingestelltes Hyoscyamuspulver
Pulvis Ipecacuanhae titratus	Ipecacuanhae pulvis normatus	Eingestelltes Ipecacuanhapulver
Pulvis Oleandri normatus	Oleandri pulvis normatus	Eingestelltes Oleanderpulver
Pulvis Opii normatus	Opii pulvis normatus	Eingestelltes Opium
Radix Senegae	Polygalae radix	Senegawurzel
Radix Primulae	Primulae radix	Primelwurzel
	Producta ab ADN recombinante	DNA-rekombinationstechnisch hergestellte Produkte
Semen Psyllii	Psyllii semen	Flohsamen
Herba Pulmonariae	Pulmonariae herba	Lungenkraut

Alte lateinische Bezeichnung	Neue lateinische Bezeichnung	Deutsche Bezeichnung
Radix Althaeae	Althaeae radix	Eibischwurzel
Radix Angelicae	Angelicae radix	Angelikawurzel
Radix Echinaceae angustifoliae	Echinaceae angustifoliae radix	Sonnenhutwurzel
Radix Gentianae	Gentianae radix	Enzianwurzel
Radix Ginseng	Ginseng radix	Ginsengwurzel
Radix Ipecacuanhae	Ipecacuanhae radix	Ipecacuanhawurzel
Radix Levistici	Levistici radix	Liebstöckelwurzel
Radix Liquiritiae	Liquiritiae radix	Süßholzwurzel
Radix Liquiritiae sine Cortice	Liquiritiae radix sine cortice	Geschälte Süßholzwurzel
Radix Primulae	Primulae radix	Primelwurzel
Radix Ratanhiae	Ratanhiae radix	Ratanhiawurzel
Radix Rauwolfiae	Rauwolfiae radix	Rauwolfiawurzel
Radix rhei	Rhei radis	Rhabarberwurzel
Radix Senegae	Polygalae radix	Senegawurzel
Radix Valerianae	Valerianae radix	Baldrianwurzel
Radix Ratanhiae	Ratanhiae radix	Ratanhiawurzel
Radix Rauwolfiae	Rauwolfiae radix	Rauwolfiawurzel
Radix Urticae	Urticae radix	Brennesselwurzel
Resorcinum	Resorcinolum	Resorcin
	Rhamni cathartici fructus	Kreuzdornbeeren
Rhizoma Curcumae xanthorrhizae	Curcumae xanthorrhizae rhizoma	Javanische Gelbwurz
Rhizoma Iridis	Iridis rhizoma	Veilchenwurzel
Rhizoma Tormentillae	Tormentillae rhizomae	Tormentillwurzelstock
Rhizoma Zingiberis	Zingiberis rhizoma	Ingwer
Cortex Rhamni purishianae	Rhamni purshianae cortex	Cascararinde
Radix rhei	Rhei radix	Rhabarberwurzel
Oleum Ricini	Ricini oleum	Rizinusöl
Oleum Rosae	Rosae aetheroleum	Rosenöl
Aqua Rosae	Rosae aqua	Rosenwasser
Oleum Rosmarini	Rosmarini aetheroleum	Rosmarinöl
Fructus Cynosbati sine Semine	Rosae pseudofructus	Hagebuttenschalen
Saccharum	Saccharum	Saccharose
Saccharum amylaceum	Glucosum monohydricum	Glucose-Monohydrat
Saccharum lactis	Lactosum	Lactose
Cortex Salicis	Salicis cortex	Weidenrinde
Folia Salviae	Salviae folium	Salbeiblätter
Folia Salviae trilobae	Salviae trilobae folium	Dreilappiger Salbei
Flores Sambuci	Sambuci flos	Holunderblüten
	Sapo capillorum	Shampoos
Sapo kalinus	Sapo kalinus	Kaliseife
Sapo medicatus	Sapo medicatus	Medizinische Seife
Semen Cucurbitae	Cucurbitae semen	Kürbissamen
Semen Erucae	Erucae semen	Weißer Senfsamen
Semen Foenugraeci	Foenugraeci semen	Bockshornsamen
Semen Hippocastani	Hippocastani semen	Roßkastaniensamen
Semen Lini	Lini semen	Leinsamen
Semen Myristicae	Myristicae semen	Muskatnuß

Alte lateinische Bezeichnung	Neue lateinische Bezeichnung	Deutsche Bezeichnung
Semen Plantaginis ovatae	Plantaginis ovatae semen	Indische Flohsamen
Semen Psyllii	Psyllii semen	Flohsamen
Semen Sinapis	Sinapis nigrae semen	Schwarzer Senfsamen
Bulbus Scillae	Scillae bulbus	Meerzwiebel
Folia Sennae	Sennae folium	Sennesblätter
Folliculi Sennae	Sennae fructus acutifoliae	Alexandriner-Sennesfrüchte
Folliculi Sennae	Sennae fructus angustifoliae	Tinnevelly-Sennesfrüchte
Semen Sinapis	Sinapis nigrae semen	Schwarzer Senfsamen
Herba Serpylli	Serpylli herba	Quendelkraut
Oleum Sesami	Sesami oleum	Sesamöl
Silicium dioxydatum colloidale	Silica colloidalis anhydrica	Hochdisperses Siliciumdioxid
Silicium dioxydatum praecipitatum	Silicii dioxidum praecipitatum	Gefälltes Siliciumdioxid
Sirupus Althaeae	Althaeae sirupus	Eibischsirup
Sirupus Amyli hydrolysati	Amyli hydrolysati sirupus	Glucosesirup
Sirupus simplex	Sirupus simplex	Zuckersirup
	Sojae oleum ad usum parenterale	Sojaöl zur parenteralen Anwendung
Amylum Solani	Solani amylum	Kartoffelstärke
Solutio Albumini humani	Albumini humani solutio	Albuminlösung vom Menschen
Solutio Benzalkonii chlorati	Benzalkonii chloridi solutio	Benzalkoniumchlorid-Lösung
Solutio Kalii lactici	Kalii lactatis solutio	Kaliumlactatlösung
Solutio Lactulosi	Lactulosi solutio	Lactulose-Lösung
Solutio Natrii lactici	Natrii lactatis solutio	Natriumlactat-Lösung
Spiritus aethereus	Spiritus aethereus	Etherweingeist, Hoffmannstropfen
Spiritus camphoratus	Spiritus camphoratus	Campherspiritus
Spiritus dilutus	Ethanolum 70 per centum	Ethanol 70%
Spiritus Vini gallici	Vini gallici spiritus	Franzbranntwein
Strobuli lupuli	Lupuli strobulus	Hopfenzapfen
Succus Liquiritiae	Liquiritiae succus	Süßholzsaft
Folia Stramonii	Stramonii folium	Stramoniumblätter
Sulfur depuratum	Sulfur	Schwefel
Sulfur praecipitatum	Sulfur dispersissimum	Feinverteilter Schwefel
Sulfur sublimatum	Sulfur sublimatum	Sublimierter Schwefel
Tabulettae	Compressi	Tabletten
Talcum	Talcum	Talkum
Tartarus natronatus	Kalii-natrii tartras	Kaliumnatriumtartrat
Acidum tannicum	Tanninum	Tannin
Oleum Terebinthinae rectificatum	Terebinthinae aetheroleum rectificatum	Gereinigtes Terpentinöl
Extractum Thymi fluidum	Thymi extractum fluidum	Thymianfluidextrakt
Herba Thymi	Thymi herba	Thymian
Flores Tiliae	Tiliae flos	Lindenblüten
Tinctura amara	Tinctura amara	Bittere Tinktur
Tinctura Arnicae	Arnicae tinctura	Arnikatinktur
Tinctura aromatica	Tinctura aromatica	Aromatische Tinktur
Tinctura Aurantii	Aurantii tinctura	Pomeranzentinktur

Einführung

Alte lateinische Bezeichnung	Neue lateinische Bezeichnung	Deutsche Bezeichnung
Tinctura Belladonnae titrata	Belladonnae tinctura normata	Eingestellte Belladonnatinktur
Tinctura Benzoes	Benzoes tinctura	Benzoetinktur
Tinctura Chinae composita	Cinchonae tinctura composita	Zusammengesetzte Chinatinktur
Tinctura Gentianae	Gentianae tinctura	Enziantinktur
Tinctura Ipecacuanhae	Ipecacuanhae tinctura	Ipecacuanhatinktur
Tinctura Jodi	Iodi solutio ethanolica	Ethanolhaltige Iod-Lösung
Tinctura Myrrhae	Myrrhae tinctura	Myrrhentinktur
Tinctura Opii	Opii tinctura	Opiumtinktur
Tinctura Valerianae	Valerianae tinctura	Baldriantinktur
Titanium dioxydatum	Titanii dioxidum	Titandioxid
Rhizoma Tormentillae	Tormentillae rhizoma	Tormentillwurzelstock
Tragacantha	Tragacantha	Tragant
	Triglycerida saturata media	Mittelkettige Triglyceride
Amylum Tritici	Tritici Amylum	Weizenstärke
Tuberculinum pristinum ad usum humanum	Tuberculinum pristinum ad usum humanum	Alttuberkulin
Unguentum Alcoholum Lanae	Lanae alcoholum unguentum	Wollwachsalkoholsalbe
Unguentum emulsificans	Unguentum emulsificans	Hydrophile Salbe
Unguentum emulsificans aquosum	Unguentum emulsificans aquosum	Wasserhaltige hydrophile Salbe
Unguentum Hydrargyri album	Hydrargyri amidochloridi unguentum	Quecksilberpräzipitatsalbe
Unguentum leniens	Unguentum leniens	Kühlsalbe
Unguentum molle	Unguentum molle	Weiche Salbe
Unguentum Zinci	Zinci unguentum	Zinksalbe
Urea pura	Ureum	Harnstoff
Folia Urticae	Urticae folium	Brennesselblätter
Herba Urticae	Urticae herba	Brennesselkraut
Radix Urticae	Urticae radix	Brennesselwurzel
Folia Uvae ursi	Uvae ursi folium	Bärentraubenblätter
Extractum Valerianae siccum	Valerianae extractum siccum	Baldriantrockenextrakt
Tinctura Valerianae	Valerianae tinctura	Baldriantinktur
Vaselinum album	Vaselinum album	Weißes Vaselin
Vaselinum flavum	Vaselinum flavum	Gelbes Vaselin
Flores Verbasci	Verbasci flos	Wollblumen
Spiritus Vini gallici	Vini gallici spiritus	Franzbranntwein
Vinum liquorosum	Vinum liquorosum	Likörwein
Herba visci albi	Visci herba	Mistelkraut
Zincum chloratum	Zinci chloridum	Zinkchlorid
Gelatina Zinci	Zinci gelatina	Zinkleim
Zincum oxydatum	Zinci oxidum	Zinkoxid
Pasta Zinci	Zinci pasta	Zinkpaste
Zincum sulfuricum	Zinci sulfas	Zinksulfat
Unguentum Zinci	Zinci unguentum	Zinksalbe
Rhizoma Zingiberis	Zingiberis rhizoma	Ingwer

1.1.5 Zahlwörter, Präpositionen, Bestimmungswörter

Unter den Zahlwörtern gibt es die Grundzahlen (Cardinalia) eins, zwei, drei, die Vervielfältigungszahlen (Multiplicativa) einfach, zweifach, dreifach und die Zahladverbien einmal, zweimal, dreimal. Die Zahlwörter sind lateinischen oder griechischen Ursprungs.

Lateinische Zahlwörter

Die lateinischen Zahlzeichen sind wahrscheinlich aus griechischen Buchstaben entstanden. So könnte aus dem griechischen Buchstaben Φ (Phi), geschrieben (|), das lateinische Zeichen M für 1000 entstanden sein, D für 500 als Zeichen der Hälfte von (|). Das Θ (Theta) ist vielleicht der Ursprung für das lateinische C = 100 und das Ψ (Psi) für L = 50. Das X (Chi) war möglicherweise der Ursprung des X für 10, und V stand für die Hälfte des X.

arabische Ziffer	lateinische Ziffer	Grundzahl	Ordnungszahl	Zahladverb	Vervielfältigungszahl
1	I	unus	primus	semel	simplex
2	II	duo	secundus	bis	duplex
3	III	tres	tertius	ter	triplex
4	IV	quattuor	quartus	quater	
5	V	quinque	quintus		
6	VI	sex			
7	VII	septem			
8	VIII	octo			
9	IX	novem			
10	X	decem			
20	XX	viginti			
30	XXX	triginta			
40	XL	quadraginta			
50	L	quinquaginta			
100	C	centum			
500	D	quingenti			
1000	M	mille			

Einige Beispiele: XX, L oder C können auf Rezepten vorkommen und bedeuten 20, 50 oder 100 Stück einer Arzneiform.

Präpositionen (Verhältniswörter)

Präpositionen stehen vor einem Substantiv und setzen dieses in den Akkusativ oder Ablativ. Häufige Präpositionen sind:

Akkusativpräp.	Beispiel	Bedeutung
ad		zu, bei
	ad usum externum	zum äußeren Gebrauch
	ad libitum	nach Belieben
contra	contra perniones	gegen Frostbeulen
per	per os	durch den Mund (einnehmen)
post	post partum	nach der Geburt
Ablativpräp.		
cum	cum Ephedrino	mit Ephedrin
e, ex	Lecithinum ex ovo	Lezithin aus Eiern
in	in vivo	am lebenden Organismus
pro	pro die	pro Tag
sine	sine vitro	ohne Glas (Verpackung)

Bestimmungswörter

Bestimmungswörter sind häufig Bestandteile der Fachwörter, z.B. enthält das Wort Neuralgie das (verkürzte) Bestimmungswort Neur... von griechisch neuron = Nerv und das Stammwort algos = Schmerz. Neuralgie bedeutet also Nervenschmerz. Das Wort Endokrinologie besteht aus Endo... von griechisch endon = innen und krin... von griechisch krinein = absondern sowie aus dem Grundwort ...logie von griechisch logos = das Wort, die Lehre. Endokrinologie bedeutet also die Lehre von den Drüsen mit innerer Sekretion. Leuko(zyto)penie besteht aus dem verkürzten Bestimmungswort Leuk... von leukos = weiß und dem Bestimmungswort ...penie von griechisch penia = Armut. Das Wort Leukozytopenie bedeutet also „arm an weißen Blutkörperchen".

1.2 Einführung in die griechische Terminologie

Viele Fachwörter stammen direkt aus dem Griechischen, z. B. Pharmakon = Arzneimittel; zahllose Begriffe leiten sich vom Griechischen ab, die Liste reicht von A wie aerob (von griechich aer = Luft) bis Z wie Zymase (von griechisch zym<u>e</u> = Sauerteig), oder setzen sich zu griechisch-lateinischen Mischworten zusammen, z. B. Automobil von griechisch autos = selbst und lateinisch mobilis = beweglich. Bei der Umschrift der griechischen Wörter gibt es aber wie bei jeder Umschrift die Schwierigkeit der Lautwiedergabe, z. B. ἅς, Genitiv ἁλός, Umschrift halos = Salz (daher Halogen), aber ἅλως, Umschrift hal<u>o</u>s = Hof (daher Halo).

1.2.1 Umschrift griechischer Buchstaben

Buchstabe		Name	Umschrift, Aussprache	Buchstabe		Name	Umschrift, Aussprache
A	α	Alpha	a, <u>a</u>	N	ν	Ny	n
B	β	Beta	b	Ξ	ξ	Xi	ks, x
Γ	γ	Gamma	g	O	o	Omikron	o
Δ	δ	Delta	d	Π	π	Pi	p
E	ε	Epsilon	e	P	ϱ	Rho	rh, r
Z	ζ	Zeta	z	Σ	σ, ς	Sigma	s
H	η	Eta	<u>ä</u>, <u>e</u>	T	τ	Tau	t
Θ	ϑ	Theta	th	Y	υ	Ypsilon	u, <u>u</u>, y
I	ι	Jota	i, <u>i</u>	Φ	φ	Phi	ph, f
K	ϰ	Kappa	k	X	χ	Chi	ch
Λ	λ	Lambda	l	Ψ	ψ	Psi	ps
M	μ	My	m	Ω	ω	Omega	<u>o</u>

Dabei ist zu beachten, daß das griechische Hauchzeichen (ʽ), der sog. Spiritus asper (= rauher Hauch), bei den griechischen Selbstlauten und bei ϱ (Rho) im Deutschen durch h wiedergegeben wird, z. B. griechisch ὕδωϱ = Wasser durch hyd<u>o</u>r, griechisch ῥυθμός durch rhythmos.

Einführung

Griechische Zahlwörter

arabisch	griechisch	latinisiert zu	Ordnungszahl	Vervielfältigungszahl	Zahladverb
1		(mono-)	protos		haplo-
2	dyo	di-	deuteros	dis	diplo-
3	treis	tri-	tritos	tris	triplo-
4	tettares	tetra-		tetrakis	
5	pente	penta-			
6	hexe	hexa-			
7	hepta	hepta			
8	okto	octa-			
9	ennea				
10	deka	deca-			
1000	chilioi				

Beispiele: *Mono*pol, *Di*kotyledon, *Tri*virelon, *Tetra*persantin, *Penta*erythrit, *Hex*an, *Okt*anzahl, *Dek*ade, *Hekto*liter, *Kilo*gramm, *Pro*ton, *Deu*terium, *Tri*tium, *haplo*id, *diplo*id, *Tris*-Puffer.

Das Wort Ziffer stammt übrigens vom arabischen ṣifr (von arabisch ṣafira = leer sein), was Null, Nichts bedeutet.

Beispiele für Begriffe mit lateinischen und griechischen Zahlwörtern: *Bis*phenyl, *terti*äres Amin, *quart*ärer Stickstoff, *Simplex*-Verfahren, *Duplex*-Kette, Ferrosanol *Triplex*.

1.3 Chemische Nomenklatur

Die chemische Nomenklatur ist auch heute noch und trotz aller Bemühungen um internationale Vereinheitlichung durchsetzt von Trivialnamen, die noch aus früheren Jahrhunderten stammen und sich eingebürgert haben.

Die Trivialnamen können von der Herkunft, der Gewinnung der Stoffe, ihrem Aussehen, von Personen oder Eigenschaften abstammen. Beispielsweise leitet sich das deutsche Wort Quecksilber von seinem Aussehen ab, ebenso wie die griechische Bezeichnung Hydrargyrum (von griechisch hydor = Wasser und argyros = Silber), während bestimmte quecksilberhaltige Verbindungen Mercurate (nach dem Planeten Merkur) genannt werden.

Ein Beispiel:

Chemisch deutsch	Natriumchlorid
Chemisch englisch	Sodium chloride
Chemisch französisch	Chlorure de Sodium
alte lateinische Bezeichnung	Natrium chloratum
neue lateinische Bezeichnung	Natrii chloridum
Bezeichnung nach Ph. Helv.	Natrium chloratum
	Chlorure de Sodium
Bezeichnung nach ÖAB	Natrium chloratum
Volkstümlicher Name	Kochsalz

Nach der *alten lateinischen Bezeichnungsweise* werden Säuren mit Acidum (im Nominativ) bezeichnet, dem das Anion als Adjektiv (ebenfalls im Nominativ) folgt: Acidum hydrochloricum. Bei Salzen wird das Kation als Substantiv, das Anion danach als Adjektiv geschrieben: Natrium chloratum. Die Oxidationsstufe des Anions wird so angegeben:

Natrium chloratum	NaCl	Natrium chloricum	$NaClO_3$
Natrium hypochlorosum	NaClO	Natrium perchloricum	$NaClO_4$
Natrium chlorosum	$NaClO_2$		

Unklar ist eine Abkürzung wie Natr. chlor., da sie NaCl oder $NaClO_3$ bedeuten kann, was einen großen Unterschied macht, ebenso Natr. chlorat (ohne Punkt).

Die *neuen lateinischen Bezeichnungen* der Säuren sind mit den o. g. identisch: Acidum salicylicum, bei den Salzen jedoch verschieden. Bei ihnen beginnt die Bezeichnung mit dem Kation im Genitiv, gefolgt vom Anion mit der Endung -as der höheren und -is der niedrigeren Oxidationsstufe: Natrii nitras bzw. Natrii nitris (=$NaNO_3$ bzw. $NaNO_2$) (s. Nomenklatur der Arzneistoffe und Drogen, S. 28).

1.3.1 Chemische Kurzbezeichnungen, Warenzeichen

Die chemische Bezeichnung 2,2'-(Ethylendiamino)-dibutanol wird zusammengezogen zu Ethambutol INN und bezeichnet den Stoff international einheitlich. Diese *Kurzbezeichnung,* der sog. INN-Name (International Non-Proprietary Names, *Generic Names*), ist in den meisten Ländern aussprechbar, enthält aber keine Hinweise auf die Wirkung oder auf die Anwendung.

Die INN-Namen werden größtenteils aus griechisch-lateinischen Wortstämmen gebildet, in die sowohl chemische als auch englische und französische Wortelemente einfließen. Es gibt verbindliche Wörter und Nachsilben wie Wortstämme, die bestimmte Substanzklassen bezeichnen. Diese Namen werden z.B. von Firmen der WHO (World Health Organisation) vorgeschlagen. Werden sie akzeptiert, sind sie Empfehlungen zur Bezeichnung von Arzneistoffen.

Den INN-Namen, die von jedermann benutzt werden dürfen, stehen die geschützten eingetragenen *Warenzeichen*® gegenüber, wie z.B. Aspirin, die nur der Auflage, sich von anderen Warenzeichen zu unterscheiden, genügen müssen.

Zwei Beispiele:

chemisch:	1-Methyl–4-phenylpiperidin–4-carbonsäureethylester
INN:	Pethidin
Warenzeichen:	Dolantin® (von dolor = Schmerz)
chemisch:	(3R, 4S, 5S, 6R, 7R, 9R 11R, 12R, 13S, 13R)-4-(2,6 Didesoxy-3-C,3-O-dimethyl-α-L-*ribo*-hexopyranosyloxy)-14-ethyl–7,12,13-trihydroxy-3,5,7,9,11,13-hexamethyl-6-(3,4,6-tridesoxy-3-dimethylamino-β-D-*xylo*-hexapyranosyloxy)oxacyclotetradecan-2,10-dion.
INN:	Erythromycin A
Warenzeichen:	Erythrocin

Die Warenzeichen können Namen der Hersteller (Thomapyrin®), Drogen (Crataegutt®) oder Inhaltsstoffe (Lanitop®) enthalten oder auf die Applikation (Ophtosan®), auf das Anwendungsgebiet (Akne-Vausept®) oder auf die Wirkung (Dulcolax®) hinweisen.

Zweiter Teil

Wörterbuch

2.1 Vorbemerkungen zur Auswahl der Fachwörter und zum Aufbau des Eintrags

Das Schwergewicht bei der Auswahl der Fachwörter wurde auf medizinische Begriffe gelegt. Unter ihnen nehmen anatomische Begriffe nur eine untergeordnete Rolle ein. Die wichtigsten Fachwörter der Pharmazeutischen Chemie, Pharmazeutischen Biologie und Pharmazeutischen Technologie sind aufgenommen. Insbesondere sind die wichtigsten Abkürzungen der „Rezeptsprache" (s. Kap. 1.1.3) neben ihren ausgeschriebenen lateinischen Formen enthalten. Substanznamen sind nur in Ausnahmefällen aufgenommen.

Die Umlaute ä, ö, ü und äu sind wie a, o, u und au eingeordnet, die Umlaute ae, oe und ue der Buchstabenfolge gemäß.

Ein Stichwortartikel beginnt mit dem Fachwort. Hier sind lange Vokale unterstrichen, kurze sind mit einem Punkt darunter bezeichnet. Substantiven folgt das Geschlecht (männlich = m, weiblich = w, sächlich = s), die Genitivendung, ggf. die Pluralendung. Mit einem = wird die Bedeutung genannt, ggf. werden weitere Bedeutungen angegeben. Es folgen die Herkunft des Fachwortes, seine wörtliche oder sinngemäße Übersetzung aus der Fremdsprache und gelegentlich ein Beispiel, in dem das Fachwort vorkommt. Mehrere Bedeutungen sind durch ein Semikolon getrennt und numeriert, wenn sie demselben Fachgebiet angehören.

Ein Beispiel:

Assimilation, w, -, Plural ...tionen = med.: 1) Aufbau körpereigener Stoffe aus den resorbierten Spaltprodukten der Nahrung; 2) Verschmelzung benachbarter Organe; biologisch: Aufbau organischer Stoffe aus Wasser und Kohlendioxid, von (lat.) assimilare = ähnlich machen

Zum Fachwort werden gelegentlich kurze Erklärungen gegeben.

2.2 Abkürzungen

Abk.	Abkürzung	i. S.	im Sinne
allg.	allgemein	Jhd.	Jahrhundert
bzw.	beziehungsweise	lat.	lateinisch
chem.	chemisch	med.	medizinisch
dtsch.	deutsch	pharm.	pharmazeutisch
engl.	englisch	vgl.	vergleiche
frz.	französisch	=	ist gleich, bedeutet…
griech.	griechisch	→	siehe bei … (Verweis)
ital.	italienisch		

A

A., Abk. von →Arteria

A..., vor Vokalen An..., vor rh Ar... =Verneinung, Mangel an..., von der verneinenden (griech.) Vorsilbe a-, an-, →Atonie, →Arrhythmie

aa, aa = ana partes aequales = (griech.-lat.) zu gleichen Teilen

aa ad = ana partes aequales ad = (lat.) zu gleichen Teilen (auffüllen) auf...

Ab.., vor c, q, t, z: Abs..., vor b, f, p, v: A... = Vorsilbe mit der Bedeutung von ...weg, von der gleichbedeutenden (lat.) Vorsilbe ab..., z.B. in →Abort

ABDA, Abk. von *A*rbeitsgemeinschaft der *B*erufsvertretungen *D*eutscher *A*potheker, heute: Bundesvereinigung Deutscher Apothekerverbände

Abdomen, s, -s = Bauch (Unter)Leib, von (lat.) abdomen = Bauch

abdominal = zum Bauch gehörig, im Bauch gelegen

ABO, Abk. von *A*potheken*b*etriebs*o*rdnung

aboral = vom Mund entfernt, →Ab... und →oral

Abort, m, -(e)s = vorzeitige Beendigung einer Schwangerschaft, Fehlgeburt, von (lat.) abortus = Fehl-, Frühgeburt

Abortivum, s, -s = 1) Mittel, das zum →Abort führt; 2) Mittel, das den Krankheitsverlauf abkürzt oder ihren völligen Ausbruch verhindert

abs., Abk. von absolut = med.: vollkommen, abgeschlossen, unabhängig; chem.: rein (wasserfrei), von gleichbedeutend (lat.) absolutus

Absorption, w, - = physikalisch: 1) Aufsaugen von Gasen durch Flüssigkeiten oder feste Stoffe; 2) Verschlukken von Strahlungen; med.: Aufnehmen von Flüssigkeiten oder festen Stoffen in Zellen, von (lat.) absorbere = verschlucken

absorption (engl.) = →Absorption (med.), →Resorption

absorption base (engl.) = wasseraufnahmefähige Salbengrundlage

Abszeß, m, ...esses = Eiterherd, von (lat.) abscessus = Weggang, später: Eitergeschwür

Abusus, m, - = Mißbrauch, übermäßiger Gebrauch, von (lat.) abuti = mißbrauchen, abusus = Mißbrauch

acer = (lat.) scharf

acetosus = (lat.) sauer

Acetum = (lat.) Essig

achromatisch = biologisch: mit zytologischen Färbemethoden nicht anfärbbar; physikalisch: das Licht ohne Farbzerlegung brechend, von (griech.) chroma = Farbe

Achylie, w, - = Fehlen der zur Verdauung nötigen Sekrete, von →A... und (griech.) chylos = Saft

Acidose, w, - = auf einen Überschuß saurer Stoffe im Blut zurückgehendes Krankheitsbild, von →Acidum und →...ose

Acidum = Säure von (lat.) acidus = sauer, (lat.) acor = Säure

ACTH, Abk. von *A*dreno*c*ortico*t*ropes *H*ormon, INN-Name: Corticotropin, Hypophysenvorderlappen-Hormon, regt die Nebennierenrinde (NNR) zur Produktion der NNR-Hormone an

acutus = (lat.) spitz, scharf

ad. = Abk. von (lat.) adde, füge hinzu (fülle auf)

Ad..., auch Ac..., Af..., Ag..., Ak..., Al..., An..., Ap..., Ar..., As..., At... = Präfix mit der Bedeutung zu, hinzu, nahe bei, heran, von gleichbedeutend (lat.) ad, z.B. in adsorbieren

Adaptation, w, - = biologisch: Anpassung von Lebewesen, z.B. an die Umwelt; med.: 1) Anpassung des Auges an die Lichtverhältnisse; 2) operatives Aneinanderfügen von Wundrändern, von (lat.) adaptare = anpassen

adäquat = angemessen, spezifisch zugehörig, von (lat.) adaequare = gleichmachen

Adeno... = Bestimmungswort mit der Bedeutung Drüse..., von gleichbedeutend (griech.) aden, Genitiv adenos

Adenom, s, -s = meist gutartige Drüsengeschwulst, von →Adeno... und →...om

Adeps = (lat.) Fett, z.B. in →Adipositas

ADH, Abk. von 1) *A*nti*d*iuretisches *H*ormon = Vasopressin, 2) *A*lkohol*de*-*h*ydrogenase

Adhäsion, w, - = med.: Verwachsung, Verklebung von Organen, Geweben nach Operationen oder Entzündungen; physikalisch: Aneinanderhaften verschiedenartiger Stoffe, von (lat.) adhaerere, adhaesum = anhaften

adipös = fettleibig, verfettet, →Adipositas

Adipositas, w, - = Fettleibigkeit, Fettsucht, von (lat.) adeps, Genitiv adipis = Fett

ad lib. = Abk. von (lat.) ad libitum, nach Belieben (i.S. es steht frei, den Stoff oder die Menge zu wählen), von (lat.) libitus = das Belieben

ad man. med. = Abk. von (lat.) ad manus medici, zu Händen des Arztes, von (lat.) manus = die Hand

Adjuvans, s, –, Plural ...anzien = pharm.: Hilfsstoff bei der Arzneiformung ohne eigene therapeutische Wirkung; biologisch: Stoff, der die Fähigkeit eines Antigens, eine spezifische Antikörperbildung auszulösen, steigert, von (lat.) adiuvare = unterstützen

Adnex, m, -es = Anhangsgebilde menschlicher Organe, i. engeren S. Eierstöcke und Eileiter der Gebärmutter, von (lat.) annectere = anbinden, entstanden aus ad-nectere

Adnexitis, w, - = Entzündung der Eileiter oder Eierstöcke, von →Adnex und →...itis

Adoleszenz, w, - = Jugendalter, von Pubertätsbeginn bis Erwachsenenalter, von (lat.) adolescere = heranwachsen

Adrenalektomie, s, - = operative Entfernung einer der beiden Nebennieren, chemische A.: Drosselung ihrer Funktion durch Medikamente, von adrenal = zur Nebenniere gehörend, →Ren und →Ektomie

Adsorbens, s, –, Plural …enzien = Stoff mit der Fähigkeit, gelöste Substanzen oder Gase (oberflächlich) anzulagern, von (lat.) sorbere = etwas Flüssigkeit zu sich nehmen, schlürfen

Adstringens, s, –, Plural …enzien = (durch Eiweißkoagulation) zusammenziehendes Mittel, von (lat.) astringere, aus adstringere = Stoff anziehen, zusammenziehen

adult = erwachsen, von (lat.) adolescere, adultum = heranwachsen

ad us., Abk. von ad usum, z. B. in ad usum externum, – internum, – medicinalem, – proprium, – veterinarium = zum äußeren, inneren, arzneilichen, eigenen, tierarzneilichen Gebrauch, von (lat.) usus = Gebrauch

Adynamie, w, - = Kraftlosigkeit, Muskel- u. Körperschwäche, von →A… und (griech.) dynamis = Kraft

aeq./aequal., Abk. von aequalis = gleich, von (lat.) aequalis = gleich, z. B. in →aa = ana partes aequales

Aero…, vor Selbstlauten Aer… (gesprochen a-ero) = Bestimmungswort mit der Bedeutung Luft, Sauerstoff, von (griech.) aer = Luft

aerob (gesprochen a-erob) = mit Sauerstoff lebend, →Aero…

Aerosol, s, -s, (gesprochen A-erosol) = feinste Dispersion fester oder flüssiger Stoffe in Luft oder Gasen, →Aero… und von (lat.) solutio = Lösung

Affekt, m, -(e)s = starke Gemütserregung mit Fortfall der Hemmungen, von (lat.) affectus = Gemütsverfassung, Leidenschaft

Affektion, w, - = Befall, Erkrankung, →Primäraffekt, von (lat.) afficere, affectum = einwirken, befallen

afferent = (zum Organ) hinführend (Gegensatz: →efferent), von (lat.) affere = hinbringen

affin = ähnlich, verwandt, von (lat.) affnis = angrenzend, verwandt

Agens, s, –, Plural …enzien = wirkender Stoff, wirkendes Prinzip, krankmachender Faktor, von (lat.) agglomerare = aneinanderdrängen

Agglomerat, s, -(e)s = Zusammengeballtes, von (lat.) agglomerare = aneinanderdrängen

Agglutination, w, - = Verklumpung von z. B. (Blut-)Zellen oder Erregern, von (lat.) agglutinare = ankleben

Aggregation, w, - = med.: Agglomeration; pharm.: fester Verband von Teilchen (Aggregat), von (lat.) aggregare = anhäufen

Aglykon, s, -s = zuckerfreies →Glykosid, von →A… und (griech.) glykys = süß

Agonie, w, - = Gesamtheit der vor Eintritt des Todes auftretenden Erscheinungen, Zustand zunehmender Dysregulationen lebenswichtiger Körperfunktionen von (griech.) agonia = Angst, Todesfurcht, (Wett-)Kampf

Agonist, m, -en = 1) Arzneistoff, der sowohl →Affinität zum →Rezeptor als auch →intrinsic activity besitzt, also eine Wirkung auslösen kann; 2) einer von paarweise wirkenden Muskeln, der dem Agonisten entgegenwirkt, von (griech.) agonistes = Wettkämpfer

Agoraphobie, w, - = Platzangst, zwanghafte Angst, freie Plätze zu überqueren, von (griech.) agora = Platz und →Phobie

Agranulozytose, w, - = Krankheit durch Fehlen oder starke Abnahme der →Granulozyten im Blut, von →A..., →Granulozyt und →...ose

agrestis = Acker..., von (lat.) ager = Acker

AIDS, Abk. von (engl.) *A*cquired *I*mmune *D*eficiency *S*yndrome = erworbenes Immundefekt-Syndrom, Krankheit, bei der die Abwehr körperfremder Stoffe (z. B. Infektionen) unwirksam geworden ist

air suspension technique = (engl.) Wirbelschichtverfahren

Akanthom, s, -s = Geschwulst aus Stachelzellen der Haut, von (griech.) akantha = Stachel und →...om

Akanthose, w, - = krankhafte Wucherung der Stachelzellschicht der Oberhaut, von (griech.) akantha = Stachel und →...ose

Akinesie, w, - = Bewegungshemmung durch Mittelhirnerkrankung, von →A... und (griech.) kinesis = Bewegung

Akkommodation, w, - = Anpassung eines Organs an die zu erfüllende Aufgabe, z. B. die des Auges an die Gegenstandsentfernung, von (lat.) accommodare = anpassen

Akkumulation, w, - = Sammlung, Häufung, →Kumulation, von (lat.) accumulare = anhäufen

Akne, w, - = zusammenfassende Bezeichnung für Knötchen- und Pickelbildung (Entzündung) der Talgdrüsen, möglicherweise aus (griech.) akme, Akkusativ Plural aknas = Spitze, Gipfel

Akren (Plural) = die endenden Körperteile (Nase, Kinn, Finger, Zehen), von (griech.) akros = Spitze

Akromegalie, w, - = abnorme Vergrößerung der →Akren, von (griech.) akros = Spitze und (griech.) megas = groß

aktinisch = 1) durch Strahlen (Licht) bedingt, 2) radioaktiv, von (griech.) aktis = Strahl

Akupressur, w, - = durch Druck und kreisende Fingerbewegungen beeinflußte Schmerzen, analog zu →Akupunktur und (lat.) premere, pressum = drücken

Akupunktur, w, - = asiatische Heilmethode, bei der durch Einstechen von Nadeln in die Haut „zugeordnete" Organe beeinflußt werden sollen, von (lat.) acus = Nadel und (lat.) pungere, punctum = stechen

akut = plötzlich auftretend, kurz dauernd (Gegensatz zu →chronisch), von (lat.) acutus = spitz scharf

Akzeptor, m, -s = chem., biologisch= ein etwas annehmender oder anlagernder Stoff, →Donator, von (lat.) accipere, acceptum = empfangen, annehmen

alb., Abk. von (lat.) albus = weiß

albiss., Abk. von (lat.) albissimus (Superlativ) = sehr weiß

Albino, m, -s = Lebewesen, dem erblich die Pigmentierung der Haut fehlt, von (lat.) albus = weiß (spanisch: albino)

Albuminurie, w, - = Eiweißausscheidung im Harn, von Albumin = Eiweißstoff und →...urie

albus = (lat.) weiß

Algo..., **....alg(es)ie**, Bestimmungswort mit der Bedeutung Schmerz, Schmerzzustand, von (griech.) algos = Schmerz

...alis, -e = zugehörig zu..., z. B. cerebralis

Alkali, s, -s = alkalisch, basisch reagierender Stoff, von arabisch al-qalī = Pottasche, Aschensalz

Alkaloid, s, -(e)s = stickstoffhaltiger und deswegen basisch reagierender Stoff, gewöhnlich aus Pflanzen, von → Alkali und →...id

Alkalose, w, - = **Alkaliämie** = Alkaliüberschuß im Blut und damit verbundene Krankheitserscheinungen, → Alkali

Alkohol, m, -s = Hydroxylderivat eines Kohlenwasserstoffes, i. engeren S. Ethanol. Das Wort kommt aus dem arabischen al-kuḥl als Infinitiv des Verbs kaḥala = bestreichen (der Augen). Al-kuḥl bekam die Bedeutung einer aus Antimon bereiteten Salbe zum Schwarzfärben der Augenlider; später alchimistische Bezeichnung für feines Pulver, dann für Weingeist. Noch im 16. Jhd. entstand daraus in Europa das Wort Alcohol, ein in der Alchemie geläufiger Ausdruck für „trockenes, feines Pulver"

Allel, s, -s = entsprechendes Gen auf dem homologen Chromosom, von (griech.) allelon = einander, gegenseitig

Allergen, s, -s = → Allergie hervorrufender Stoff, von → Allo..., → Allergie und →...gen

Allergie, w, - = von körperfremden Stoffen ausgelöste → Antikörperbildung, Überempfindlichkeit, von → Allo... und (griech.) ergon = Arbeit, Tätigkeit

Allo..., vor Selbstlauten All... = anders, von (griech.) allos = anders, fremd, z. B. in Allergie

Allopathie, w, - = Bezeichnung für schulmäßige Heilkunst, → Homöopathie, von → Allo... und →...pathie

Allosterie, w, - = Änderung der → Konformation eines (→ Rezeptor-) → Proteins unter dem Einfluß einer sich anlagernden niedermolekularen Verbindung (Arzneistoff) mit verminderter Arzneistoffwirkung, → Allo... und → Stereo...

Allotropie, w, - = Vorkommen eines Stoffes in mehreren Modifikationen, → Monotropie, von → Allo... und →...trop

Alteration, w, - = med.: 1) krankhafte Veränderung; 2) Gemütserregung, von (lat.) alterare = anders machen

Alveole, w, - = med.: 1) Lungenbläschen; 2) Zahnfach, von (lat.) alveolus = kleine Mulde

Alvus, m, - = Bezeichnung für Unterleib, Gesamtheit der Eingeweide, von (lat.) alvus = Bauch, Mutterleib

Amalgam, s, -s = Legierung eines Metalles mit Quecksilber, von gleichbedeutend (mittellat.) amalgama

Amarum, s, -s = Bittermittel, pflanzlich: Droge oder Auszug, der Bitterstoffe enthält und anregend auf die Magen- und Speichelsekretion wirkt, von (lat.) amarus = bitter

amarus = (lat.) bitter

Ambivalenz, w, - = Doppelwertigkeit, med.: Ausprägung der Gefühle, des Willens oder der Triebe, Nebeneinander gegensätzlicher Antriebe, von (lat.) ambo = beide, doppelt und Valenz = Wertigkeit

Amblyopie, w, - = Sammelbezeichnung für verschiedene Formen der Schwachsichtigkeit, besonders die, die nicht auf organische Veränderungen am Auge zurückgehen, von (griech.) amblys = stumpf und (griech.) ops = Auge, Gesicht, Antlitz

Amenorrhoe, w, -, (gesprochen ...rö), Plural ...rhöen = Ausbleiben oder Fehlen der Menstruationsblutung, von →A... und →Menorrhöe

AMG, Abk. von *A*rznei*m*ittel*g*esetz

...ämie, nach Selbstlauten auch ...hämie = Bestimmungswort mit der Bedeutung (krankhafter) Zustand des Blutes, von (griech.) haima = Blut

Amnesie, w, - = Erinnerungslücke, von →A... und (griech.) mnesis = Erinnerung

Amöbe, w, - = biologisch: „Wechseltierchen", Einzeller aus der Klasse der Wurzelfüßler, von (griech.) amoibos = wechselnd

Amöbiasis, w, - = Erkrankung durch Amöbenbefall, →...iase, ...iasis

amorph = med.: ungestaltet, formlos; physikalisch: nicht kristallin, von →A... und (griech.) morphe = Gestalt

AMP, Abk. von *A*denosin*m*ono*p*hosphat

Amp., Abk. von Ampulle, von (lat.) ampulla

Amphi... = zweiseitig, von (griech.) amphi = auf beiden Seiten, doppelt

Amphibien (Plural) = Land- und Wassertiere, -Fahrzeuge, →Amphi...

amphiphil = „beides liebend", i. S. von sowohl wasser- wie fettlöslich, z.B. bei Tensiden, von →Amphi... und →...phil

Ampholyt, m, -(e)s = sowohl saure wie basische hydrophile Gruppen besitzender Stoff, von →Amphi... und (griech.) lyein = lösen

amphoter = sowohl als Säure als auch als Base reagierender Stoff, von (griech.) amphoteros = beide

Amputation, w, - = operative Abtrennung eines endständigen Körperteils, ggf. mit Durchtrennung des Knochens, von (lat.) amputare = (ringsherum) wegschneiden

Amyloid, s, -(e)s = Trivialname für ein von Virchow entdecktes, faseriges Protein, →Amylum und →...id

Amyloidose, w, - = Gewebsentartung infolge schwerer Ernährungsstörungen u. a., bei der →Amyloid abgelagert wird, →Amyloid und →...ose

Amylum, s, -s = pflanzliche Stärke, von (griech.) amylon = Kraftmehl, Stärke

Ana..., vor Selbstlauten An... = 1) hinauf, z.B. in →Analeptikum; 2) auseinander, z.B. in →Analyse, von (griech.) ana = auf, hinauf

Anabolie, w, -, **Anabolismus,** m, - = Aufbauphase des Stoffwechsels, von →Ana... und (griech.) ballein = werfen

Anabolikum, s, -s, Plural ...ka = Steroid, das die Eiweißbildung fördert, muskelaufbauendes Mittel, von (griech.) analeptikos = erfrischend, steigernd

anal = den After betreffend, →Anus

Analeptikum, s, -s Plural ...ka = Steroid, das die Eiweißbildung fördert, muskelaufbauendes Mittel, →Anabolie

Analgesie, w, - = Aufhebung der Schmerzempfindlichkeit aufgrund blockierter Schmerzleitung, von →A..., und (griech.) algesis = Schmerz

Analgetikum, s, -s, Plural ...ka = schmerzstillendes Mittel, →Analgesie

analog = (in der Funktion) übereinstimmend, ähnlich, von (griech.) analogos = übereinstimmend, entsprechend

Analyse, w, - = med.: Zergliederung eines Ganzen in seine Teile, Ermittlung der bestimmenden Einzelfaktoren; chem.: Bestimmen der quantitativen und qualitativen Zusammensetzung eines Stoffes oder Stoffgemisches, von (griech.) analyein = auflösen

analytisch = zergliedernd

Anämie, w, - = Blutarmut, Erkrankung die auf Blut-(Erythrozyten-)Mangel beruht, von →A... und →...ämie

Anamnese, w, - = die Vorgeschichte einer Krankheit nach den Angaben des Patienten, von (griech.) anamnesis = Erinnerung

Anästhesie, w, - = Ausschalten der Schmerzempfindung, von (griech.) anaisthesia = Unempfindlichkeit

Anästhetikum, s, -s, Plural ...ka = Mittel zur Ausschaltung der Schmerzempfindung, →Anästhesie

Anastomose, w, - = 1) natürliche Verbindung zwischen Blut- und Lymphgefäßen oder Nerven, 2) operativ hergestellte Verbindung zwischen Hohlorganen, von (griech.) anastomoyn = eine Mündung öffnen, eröffnen, erweitern

Anatomie, w, - = Lehre vom Bau des menschlichen Körpers, von (griech.) anatemnein = zerschneiden

anatomisch = den Körperbau betreffend

Andro... = Bestimmungswort mit der Bedeutung Mann, männlich, von (griech.) aner, Genitiv andros = Mann

Androgen, s, -s = die sekundären männlichen Geschlechtsmerkmale ausbildendes Hormon, von →Andro... und →...gen

Androgynie, w, - = Auftreten männlicher sekundärer Geschlechtsmerkmale bei einem Menschen mit chromosomal weiblichem Geschlecht, Vermännlichung, von →Andro... und →Gynäko...

anemogam = bestäubt durch den Wind, von (griech.) anemos = Wind und (griech.) gamos = Heirat

Aneurin, s, -s = Thiamin, von (griech.) →A... und (griech.) →Neuron = Nerv

Aneurysma, s, -s, Plural ...men = krankhafte, örtliche Erweiterung einer Arterie, von (griech.) aneurysma = Schlagadergeschwulst

Angina, w, -, Plural ...nen = 1) organische Beklemmung; 2) Infektion des Rachenraumes, von (lat.) angere = beengen, zusammendrücken

Angio..., vor Selbstlauten Angi... = Bestimmungswort für (Blut-)Gefäß, von (griech.) aggeion = (Blut-)Gefäß, z. B. in →Angiogramm, Angiologe, Angiom

Angiogramm, s, -s = Röntgenbild der Blutgefäße, von →Angio... und →...gramm

Angiospermen (Plural) = überholter Begriff: „Bedecktsamige Pflanzen". Heute: Magnoliophytina, Unterabteilung der Spermatophyta (Samenpflanzen)

angustus = (lat.) eng

anhydr., Abk. von (lat.) anhydricus = wasserfrei

Anion, s, -s = negativ geladenes Ion, von →Ana... und →Ion

Anisotropie, w, - = physikalisch: Eigenart von Kristallen, in verschiedenen Richtungen unterschiedliche Eigenschaften zu zeigen, von (griech.) anisos = ungleich und →...trop

annuus = einjährig, von (lat.) annus = Jahr

Anode, w, - = positive Elektrode, von (griech.) anodos = Aufweg

anomal = unregelmäßig, regelwidrig, von (griech.) anomalos = uneben, von der Regel abweichend

Anorexie, w, - = Appetitlosigkeit, von (griech.) anorexia = Mangel an Eßlust

Anosmie, w, - = Verlust des Geruchsvermögens, →A... und (griech.) osme = Geruch

Anovulation, w, - = Menstruationszyklus ohne Eisprung von →A... und →Ovar

Anoxie, w, - = völliger Sauerstoffmangel im Gewebe, von →A... und →Oxygenium

ant., Abk. von →anterior

Antagonismus, m, -, Plural ...men = Gegenwirkung, von (griech.) antagonistes = Nebenbuhler, Gegner

Antagonist, m, -en = Arzneistoff, der den Effekt eines →Agonisten vermindert oder aufhebt, →Antagonismus

Antasthmatikum, s, -s, Plural ...ka = Mittel gegen →Asthma, von →Anti... und →Asthma

Antazidum, s, -s, Plural ...da = Mittel gegen zuviel Magensäure, von →Anti... und →Acidum

Antemetikum, s, -s, Plural ...ka = Mittel gegen Erbrechen, von (griech.) →Anti... und →Emesis

anterior, -ius = vorderer, nach vorn gelegener, erster, von gleichbedeutend (lat.) anterior

Anthelmintikum, s, -s, Plural ...ka = Mittel gegen Eingeweidewürmer, von →Anti... und (griech.) helmins = Wurm

Anthere, w, - = Staubbeutelpaar mit dazwischenliegendem Mittelband (Konnektiv), von (griech.) antheros = blühend

Anthidrotikum, s, -s = schweißhemmendes Mittel, von →Anti... und (griech.) hidros = Schweiß

Antho... = Bestimmungswort mit der Bedeutung Blüte, Blume, von (griech.) anthos = Blüte

Anthozyane (Plural) = Substanzen, die die roten, violetten und blauen Färbungen vieler Blüten hervorrufen, von (griech.) anthos und (griech.) kyanos = blau

Anthrakose, w, – im engeren Sinne Kohlenstaublunge, von (griech.) anthrax = Kohle, → ...ose

Anthropo... = Bestimmungswort mit der Bedeutung Mensch..., von (griech.) anthropos = Mensch, z. B. in Anthropologie, Anthropogenese

Anti..., vor Selbstlauten auch Ant... = Präfix mit der Bedeutung gegen, wider, entgegen, von (griech.) anti = gegen(über), entgegen, z. B. in Antibiotikum

Antibiotikum, s, -s, Plural ...ka = chemisch definierter Stoff biologischen Ursprungs, der die Wachstumsvorgänge von Mikroorganismen hemmt, von → Anti.. und (griech.) bios = Leben

Anticholinergikum, s, -s, Plural ...ka = Stoff, der die Wirkung des Acetylcholins am parasympathischen Nervenende hemmt, von → Anti..., → Chole... und → ...ergie

Antidepressivum, s, -s, Plural ...va = Mittel gegen Depression, wirkt antriebssteigernd, stimmungshebend, von → Anti... und (lat.) deprimere, depressum = niederdrücken

Antidiabetikum, s, -s, Plural ...ka = Stoff, der eine noch vorhandene Insulinproduktion steigern kann und dadurch den Blutzuckerspiegel senkt, von → Anti... und → Diabetes

Antidiarrhoikum, s, -s, Plural ...ka = Mittel gegen Durchfall, von → Anti... und → Diarrhöe

Antidot, s, -(e)s = eine Vergiftung neutralisierendes (Gegen)mittel, von (griech.) antidotos = Gegenmittel

Antiepileptikum, s, -s, Plural ...ka = → Antikonvulsivum, von → Anti... und → Epilepsie

Antigen, s, -s = Kurzwort aus Antisomatogen, einem Stoff, der im Körper die Bildung von Antikörpern verursacht, von → Anti..., (griech.) soma = Körper und → ...gen

Antihidrotikum, s, -s = übermäßige Schweißbildung unterdrückendes Mittel, von → Anti... und (griech.) hidros = Schweiß

Antihistaminikum, s, -s, Plural ...ka = Stoff, der die Wirkung von Histamin (z. B. bei Allergien oder Insektenstichen) aufhebt oder abschwächt, von → Anti... und → Histamin

Antihypertonikum, s, -s, Plural ...ka = blutdrucksenkender Stoff, von → Anti... und → Hypertonie

Antihypotonikum, s, -s, Plural ...ka = blutdrucksteigernder Stoff, von → Anti... und → Hypotonie

Antikoagulans, s, –, Plural ...anzien = Stoff, der die Blutgerinnung verzögert oder unterbindet, von → Anti... und (lat.) coagulare = gerinnen machen

Antikonvulsivum, s, -s, Plural ...va = Antiepileptikum, Stoff gegen zentral ausgelöste Krämpfe, von → Anti... und (lat.) convolvere, convolutum = zusammenrollen

Antimykotikum, s, -s, Plural ...ka = → Fungizid, Stoff gegen Pilzwachstum, von → Anti... und → Mykose

Antineuralgikum, s, -s, Plural ...ka = Mittel gegen → Neuralgien, schmerzstillendes Mittel, von →Anti... und →Neuralgie

Antiparkinsonmittel (= Tonolytikum) = Mittel gegen →Parkinsonismus, von →Anti... und →Parkinsonismus

Antiphlogistikum, s, -s, Plural ...ka = entzündungshemmendes Mittel, von →Anti... und Phlogiston, ursprünglich der Stoff, der beim Verbrennen entweicht

Antipode, w, - = biologisch: der Eizelle der Angiospermen gegenüberliegende Zelle; chem.: konfiguratives Gegenstück (optische Antipode), →Enantiomere, von →Anti... und (griech.) pous = Fuß

antiproliferativ = die Zellteilung hemmend, →Anti... und →Proliferation

Antipyretikum, s, -s, Plural ...ka = fiebersenkendes Mittel, von →Anti... und (griech.) pyr = Feuer

Antirheumatikum, s, -s, Plural ...ka = Mittel gegen Rheuma, von →Anti... und →Rheumatismus

Antiseptikum, s, -s, Plural ...ka = Mittel gegen das Ausbreiten von Krankheitskeimen, von →Anti... und →Sepsis

antithrombotisch = die Bildung von Thromben verhindernd, →Anti... und Thrombose

Antitussivum, s, -s, Plural ...va = zentral dämpfendes oder sekretionsförderndes Mittel gegen Husten, →Expektorans, von →Anti... und →Tussis

Anurie, w, - = stark verminderte oder fehlende Harnausscheidung, von →A... und →...urie

Anus, m, - = After, von (lat.) anus = Fußring, After

Anxiolytikum, s, -s = angstlösendes Mittel, von (lat.) anxius = ängstlich und →Lyse

Aorta, w, -, Plural ...ten = Hauptschlagader des Körpers, von gleichbedeutend (griech.) aorte

AP, Abk. von 1) *A*nstalts*p*ackung; 2) *a*lkalische *P*hosphatase

Apathie, w, - = Teilnahmslosigkeit, mangelnde Gefühlsansprechbarkeit, von →A... und (griech.) pathos = Leiden, Krankheit (auch Leidenschaft)

Apertur, w, - = med.: Öffnung eines Organs; physikalisch: numerische A. = n · sin α (n = Brechungsindex, α = halber Öffnungswinkel), Maß für das Auflösevermögen eines Mikroskops, von (lat.) apertura = Öffnung

Aphakie, w, - = Fehlen der Augenlinse, von →A... und (griech.) phakos = Linse, linsenförmiges Gebilde

Aphrodisiakum, s, -s, Plural ...ka = den Geschlechtstrieb anregendes Mittel, von (griech.) aphrodisiakos = zur Liebe gehörend

Aphthe, w, - = Ausschlag der Lippen und der Mundschleimhaut, von (griech.) aphtha = Mundausschlag

Apo..., vor Selbstlauten meist Ap... = Präfix mit der Bedeutung von ...weg, ab, ausgehend...von, entfernt...von, von gleichbedeutend (griech.) apo, z. B. in Apoenzym

Apoenzym, s, -s = Proteinanteil eines →Enzyms, →Koenzym, →Holoenzym, von →Apo... und →Enzym

apokarp = nicht verbundene Fruchtblätter, von →Apo... und (griech.) karpos = Frucht

Apoplexie, w, - = Schlaganfall, von (griech.) apoplexis = Schlagfluß

Appendix, w (alltagssprachlich auch m), - = 1) übliche Kurzbezeichnung für Appendix vermiformis = Wurmfortsatz, Blinddarm; 2) allg. Bezeichnung für Anhangsgebilde an Organen, von (lat.) appendix = Anhang

Applikation, w, - = Anwendung, von (lat.) applicare = anfügen, anschließen

Approbation, w, - = staatliche Erteilung der Zulassung zum Beruf (Arzt, Zahnarzt, Apotheker), von (lat.) approbare = zustimmen, billigen

APV, Abk. von *A*rbeitsgemeinschaft für *P*harmazeutische *V*erfahrenstechnik

Aq., Abk. von (lat.) Aqua = Wasser, z. B. in Aq. dem. = Aqua demineralisata; Aq. dest. = Aqua destillata; Aq. ad iniectabilia = entmineralisiertes, destilliertes Wasser, Wasser für Injektionszwecke

Aqua = (lat.) Wasser

aquos., Abk. von (lat.) aquosus = wäßrig

Aräometer, s, -s = Dichtemesser, von (griech.) araios = dünn und →...meter

arboreus = baumartig, vom Baum, von (lat.) arbor = Baum

Archegonium, s, -s = weibliches Geschlechtsorgan der Moose und Farne, von (griech.) arche = Anfang, →Gonaden

Argentum = (lat.) Silber

...aris = von (lat.) zugehörig, z. B. in muscularis

Aristo... = Bester, Bestes..., von (griech.) aristos = bester

Arrhythmie, w, - = unregelmäßige Herzschlagfolge, von →A... und (griech.) rhythmos = Rhythmus

Arteria, w, - = Schlagader, Pulsader, Blutgefäß vom Herzen zum Organ, von (griech.) arteria = Schlagader

arteriell = die Arterien betreffend, zu den Arterien gehörig, →Arteria

Arteriosklerose, w, - = „Arterienverkalkung", Verhärtung, Lichtungseinengung, Niederschlag von Lipoproteinen, Cholesterin, von →Arteria und →Sklerose

Arthritis, w, -, Plural ...itiden = allgemein: Bezeichnung für Gelenkentzündung, entzündliche Veränderungen der Gelenkflächen, von (griech.) arthritis = Gliederkrankheit, Gicht

Arthro..., vor Selbstlauten Arthr... = Bestimmungswort mit der Bedeutung Gelenk..., von (griech.) arthron = Glied, Gelenk, z. B. in Arthritis

Arthrose, w, - = degenerative Gelenkerkrankung, →Arthro... und →...ose

arvensis = Acker..., von (lat.) arvus = Acker

ascendens = aufsteigend, von unten nach oben verlaufend, von (lat.) ascendere = hinaufsteigen

...ase = Suffix zur Bezeichnung von →Enzymen; im Wortstamm ist entweder das →Substrat enthalten, z. B. in Protease, oder der Vorgang, das Ergebnis, z. B. in Oxydase, ursprünglich aus →Diastase

Asepsis, w, - = Vorkehrungen, die eine Infektion, z. B. von Wunden, verhindern sollen, von →A... und →Sepsis

Askariden (Plural) = Spulwürmer, von (griech.) askaris = Spulwurm

Aspergillose, w, - = Erkrankung (der Atmungsorgane) durch Apsergillusarten, von (spätlat.) aspergillum = Weihwasserwedel und →...ose

Aspermie, w, - = Fehlen von →Spermien im →Ejakulat, →A... und →Sperma

Asphyxie, w, - = Atemstörung, Atemstillstand, von (griech.) asphyxia = Aufhören des Pulsschlages

Aspiration, w, - = Aufsaugen von Luft, Gasen oder Flüssigkeit, Eindringen von Flüssigkeit oder festen Stoffen in Luftröhre oder Lunge beim Einatmen, von (lat.) aspirare = anhauchen, einhauchen

Asservat, s, -(e)s = amtlich aufbewahrte, als Beweismittel benötigte Sache, von (lat.) asservare = aufbewahren

Assimilation, w, - = med.: 1) Aufbau körpereigener Stoffe aus den resorbierten Spaltprodukten der Nahrung; 2) Verschmelzung benachbarter Organe; biologisch: Aufbau organischer Stoffe aus Wasser und Kohlendioxid, von (lat.) assimilare = ähnlich machen

Assoziationsbahn, w, - = Nervenbahn, die Hirnrindenbezirke miteinander verbindet, von (lat.) associare = beigesellen, vereinigen, verbinden

Asthenie, w, - = Kraftlosigkeit, Schwäche, Entkräftung, von (griech.) asthenes = kraftlos, schwach

asthenisch = schmalwüchsig, schwach, dem Konstitutionstyp eines Asthenikers entsprechend, →Asthenie

...ästhesie = Bestimmungswort i. S. von Empfindung, von (griech.) aisthesis = Sinneswahrnehmung

Asthma, s, -s = Atemnot verschiedener Ursache, z. B. durch Schleimabsonderung in den Bronchien, von (griech.) asthma = schweres Atemholen

Astigmatismus, m, - = Sehstörung infolge ungleichmäßiger Hornhautkrümmung (ein punktuelles Objekt wird als Strich abgebildet), von →A... und (griech.) stigma = Strich

Asystolie, w, - = Verminderung oder Fehlen der systolischen Kontraktionsbewegung des Herzens, Herzstillstand, →A... und →Systole

Aszites, m, - = „Bauchwassersucht", Ansammlung seröser Flüssigkeit in der Bauchhöhle, von gleichbedeutend (griech.) askites

AT, Abk. von *Arzneitaxe*

Ataraktikum, s, -s, Plural ...ka = auf die sensorischen und vegetativen Zentren erregungsdämpfendes Mittel (Beruhigungsmittel), von (griech.) ataraktos = nicht verwirrt

Ataxie, w, - = gestörte Koordination der Muskelbewegungen, Mißverhältnis zwischen Kraftaufwand und Bewegung, von (griech.) ataxia = Unordnung

Athletiker, m, -s = „Kraftmensch", muskulöser Mensch, von (griech.) athletes = Wettkämpfer

Ätiologie, w, - = 1) nur Singular: Lehre von den Krankheitsursachen; 2) alle ursächlichen Faktoren einer Krankheit, von (griech.) aitia = Grund, Ursache, und → ...logie

Atonie, w, - = Erschlaffung der Muskulatur, herabgesetzte Muskelspannung, von (griech.) atonos = abgespannt, schlaff

Atopie, w, - = erbliche Überempfindlichkeit mit allergischer Symptomatik, die bereits beim ersten Allergenkontakt auftritt, →von A... und →Topo...

ATP, Abk. von *A*denosin*tri*phosphat

ATP-ase, w, - = Adenosintriphosphatase, Enzym in allen Biomembranen, bewirkt Spaltung des ATP

atrioventrikular, auch -lär = zwischen Herzvorhof und Herzkammer liegend, →Atrium und →Ventrikel

Atrium, s, -s = anatomische Bezeichnung für Vorhof, Vorkammer eines Hohlorgans, von (lat.) atrium = Innenhof des altrömischen Hauses, Vorhalle

Atrophie, w, - = (meist ernährungsbedingter) Schwund von Organen, Geweben, Zellen (Aufbau und Strukturen bleiben erhalten), von (griech.) atrophia = Auszehrung

...atus = Ergebnis eines Vorgangs, z. B. in depuratus

AUC, Abk. von *a*rea *u*nder the *c*urve = (engl.) z. B. Fläche unter der Plasmaspiegel-Zeit-Kurve

Audiogramm, s, -s = Darstellung des Umfangs der Schwerhörigkeit, von (lat.) audire = hören und → ...gramm

aureus = (lat.) golden, aurum = Gold

Aurum = (lat.) Gold, z. B. in Aureomycin (welches von dem gold„gesichtig" wachsenden Pilz Streptomyces aureofaciens stammt)

Auto..., vor Selbstlauten Aut... = Bestimmungwort mit der Bedeutung selbst, eigen, von (griech.) autos = selbst, z. B. in Autopsie

Autoantikörper, m, -s = gegen körpereigene Stoffe gerichtete Antikörper, →Auto... und →Anti...

autogen = 1) selbsttätig; 2) vom selben Individuum stammend, von →Auto... und → ...gen

Autoimmunreaktion, w, - = Reaktion körpereigener Antikörper gegen körpereigene Eiweißstoffe (Antigene), von →Auto... und →immun

Autoklav, m, -en = Dampfsterilisator, von →Auto... und (lat.) clavis = Schlüssel, ursprünglich zum Selbstaufschließen von Zellen, z. B. von Hefe

autonom = selbständig, unabhängig, von (griech.) autonomos = nach eigenen Gesetzen

Autopsie, w, - = Inaugenscheinnahme und Untersuchung eines Körpers nach dem Tode, z. B. zum Feststellen der genauen Todesursache, von →Auto... und (griech.) opsis = Sehen, Anblick

autotroph = sich selbst mit Nährstoffen versorgend, Gegensatz: →heterotroph, von →Auto... und →Tropho...

Autoxidation, w, - = „Fettverderb" durch selbsttätige Oxydation der Fettsäuren mit Sauerstoff, von →Auto... und Oxidation

Avitaminose, w, - = Vitaminmangelkrankheit, z. B. Beriberi, Pellagra, Skorbut, von →A... und →Vitamin

Axon, s, -s = Neurit, langgezogener, der →efferenten Reizleitung dienender Fortsatz des Achsenzylinders der Nervenzelle, von (griech.) axon =

Azeo

Wagenachse (wegen der Gestalt des Fortsatzes)

Azeotrop, s, -s = bei konstanter Temperatur siedendes Stoffgemisch, von →A..., (griech.) zein = sieden und (griech.) tropos = Richtung

azyklisch = nicht zyklisch, von →A... und →Zyklus

B

Bac., Abk. von Bacillus = →Bakterie = →Bazillus

baffles = (engl.) „Arme" (im Drageekessel), die das Rutschen der Kerne verhindern sollen

Bakterie, w, - = kleinster einzelliger Mikroorganismus, von (griech.) bakteria = Stock, Stab. Die Einzeller haben oft diese Form

bakteriell = französierende Bildung aus →Bakterie

Bakteriophage, m, -n = virusähnliches Kleinstlebewesen, das lebende Bakterien durch Enzyme auflöst, von →Bakterie und (griech.) phagein = fressen

bakteriostatisch = das Bakterienwachstum hemmend, von →Bakterie und →Stase

bakterizid = bakterientötend, von →Bakterie und →...zid

BAL, Abk. von →*B*ritish *A*nti*l*ewisit = Dimercaprolum

Balneum = (lat.) Bad

banal = harmlos, unspezifisch, von (frz.) banal = gewöhnlich, alltäglich

Bar... = Bestimmungswort mit der Bedeutung schwer, von (griech.) baros = schwer, Gewicht, z. B. in Barometer

Basaliom, s, -s = von den Basalzellen ausgehende Hautgeschwulst, von (griech.) basis = Sockel, Fundament und →...om

Basedow-Krankheit = Überfunktion der Schilddrüse mit Hervortreten der Augäpfel, Kropfbildung und Steigerung der Herzschlagfrequenz, →Hyperthyreose, nach dem dtsch. Arzt Karl von Basedow (1799–1854)

Basidiomyceten (Plural) = höhere Pilze, die ihre Sporen an besonderen Trägern (Basidien) bilden, von Basidie, Verkleinerungsform von (griech.) basis = Fundament und (griech.) mykes = Pilz

bathmotrop = die Reaktion eines reizbaren Gewebes beeinflussend, besonders die Reizschwelle des Herzens verändernd, von (griech.) bathmos = Stufe, Schwelle und →...trop

bathochrom = die Absorptionsmaxima zu längeren Wellenlängen verschiebend, Gegensatz: →hypsochrom, von (griech.) bathos = Tiefe und (griech.) chroma = Farbe (Wellenlänge). Frühere Schreibweise: batmochrom

Baumé Grad (Bé) = altes Maß für die Dichte, 0 °C Bé = Dichte von Wasser bei 15 °C, nach dem frz. Apotheker A. Baumé (1728–1804)

Bazillus = (lat.) „Stäbchen" = →Bakterie

BCG, Abk. von (frz.) *B*acille bilié *C*almette-*G*uérin, apathogener Tuberkelbakterienstamm zur vorbeugenden Tuberkuloseimpfung nach den Tuberkuloseforschern A. Calmette (1863–1923) und C. Guérin (1872–1961)

BE, Abk. von *B*rot*e*inheit (für Diabetiker), = 12 g Kohlenhydrat

benigne = gutartig, von (lat.) benignus = von guter Art

Betain, s, -s = Trimethylammonioacetat, zwitterionischer Stoff mit quartärem Stickstoff, Betaine: Gruppenbezeichnung für Stoffe dieser Art. Der Name stammt von Beta vulgaris = Runkelrübe

Betarezeptorenblocker, m, -s = Stoff, der die Wirkung auf die β_1- und β_2-Rezeptoren (Herz, Muskulatur) aufhebt, →Rezeptor

BGA, Abk. von *B*undes*g*esundheits*a*mt

bidest. = Abk. von (lat.) bidestillatus = zweifach destilliert

bifazial = „zweigesichtig", von (lat.) bi... = zwei(fach) und (lat.) facies = Gesicht

Bifidusbakterien (Plural) = grampositive, unbewegliche, für die Infektionsabwehr wichtige Milchsäurebakterien, von (lat.) bifidus = in zwei Teile gespalten, zweigeteilt (die Vermehrungsart dieser Bakterien)

bilateral = zweiseitig, von (lat.) bi... = zwei... und (lat.) latus = Seite

Bilharziose, w, -, = Schistosomiasis, durch →Schistosoma hervorgerufene Wurmkrankheit, nach dem dtsch. Arzt Theodor Bilharz (1825–1862)

biliär = die Galle betreffend, von (lat.) bilis = Galle

Bilis = (lat.) Galle, z. B. in Biligrafin

Bio... = Bestimmungswort mit der Bedeutung Leben, Lebensvorgänge, von (griech.) bios = Leben, z. B. in Biologie

bio-availability = (engl.) Bioverfügbarkeit

Biologie, w, - = die Lehre vom Leben, den Lebensvorgängen, von (griech.) bios = Leben und →...logie

Biopsie, w, - = Untersuchung einer dem lebenden Organismus entnommenen Gewebsprobe, von →bio... und (griech.) opsis = Sehen

Biozönose, w, - = Lebensgemeinschaft von Pflanzen und Tieren innerhalb eines Biotops, von →bio... und (griech.) koinos = gemeinsam

bipolar = zweipolig, von (lat.) bi... = zwei(fach)

Bis... = (lat.) zweimal

BKS, Abk. von *B*lut*k*örperchen*s*enkungsreaktion, →BSG

...blast = Bestimmungswort mit der Bedeutung Bildungszelle, unentwickelte Vorstufe einer Zelle, von (griech.) blastos = Sproß, Trieb, z. B. in →Makroblast

Blastomykose, w, - = durch Sproßpilze (Blastomyceten) hervorgerufene Hauterkrankung, →...blast, →Myko... und →...ose

Blennorrhoe, w, - = 1) allgemeine Bezeichnung für schleimige oder eitrige Schleimhautabsonderung, i. engeren S. eitrige, durch Gonokokken hervorgerufene Bindehautentzündung, 2) auch für →Gonorrhoe, von (griech.) blennos = Schleim und (griech.) rhein = fließen

Blutplasma, s, -s = zellfreie Blutflüssigkeit, →Plasma

Bolus = (lat.) Ton (Mineral)

bonus = (lat.) gut

Botanik, w, - = „Pflanzenkunde", von (griech.) botane = Gewächs, Kraut, Futter

Bottle pack-Verfahren = (engl.) automatische (Kunststoff-)Behälterherstellung und Füllung

Botulismus, m, - = bakterielle Lebensmittelvergiftung, von (lat.) botulus = Darm, Wurst

BP (Brit. Ph.), Abk. von *B*ritish *P*harmacopeia

Bq, Abk. von Becquerel = 1975 eingeführte Einheit für die Anzahl der spontanen Zerfälle von Radionukliden pro Zeiteinheit, nach dem frz. Physiker A. H. Becquerel (1852–1908)

Bradykardie, w, - = verlangsamter Herzschlag, von (griech.) bradys = langsam und →Kardia…

British Antilewisit = Antidot bei Schwermetallvergiftungen (nicht bei Fe, Co), INN: Dimecarprolum. Der Begriff stammt vom chem. Kampfstoff Lewisit (ClHC=CHAsCl$_2$)

Bronchie, w, -, Plural …chien = Hauptast der Luftröhre, von (griech.) brogchia (Plural) = Verkleinerung von (griech.) brogchos = Luftröhre

Bronchio…, Bronchien… = →Bronchie

Bronchiole, w, -, Plural …len = feinere, die Lungenläppchen versorgende Verzweigungen der →Bronchien

Bronchitis, w, - = Entzündung der Bronchialschleimhaut, →Bronchio… und →…itis

Broncholytikum, s, -s, Plural …ka = den Bronchialschleim lösendes Mittel, von →Bronchie und →Lyse

Brucella, w, -, Plural …llae = Gattung pathogener, gramnegativer Bakterien, nach dem engl. Arzt David Bruce (1855–1931)

Brucellose, w, - = durch →Brucella hervorgerufene infektiöse Allgemeinerkrankung (z.B. Maltafieber), →…ose

BSG, Abk. von *B*lut*k*örperchen*s*enkungs*g*eschwindigkeit

BtM, Abk. von *Bet*äubungs*m*ittel

bubble point test = (engl.) Blasendruck-Test. Testmethode für Membranfilter auf richtige Porenweite und Unversehrtheit

Bucca = (lat.) Backe

bukkal = backenseitig, von →Bucca

Bulbus, m, -, Plural …ben = (lat.) Zwiebel

bulbosus = zwieblig

Bursitis, w, - = Entzündung einer Bursa synovialis, Schleimbeutelentzündung, von (griech.) bursa = Haut, Fell und →…itis

Bypass, m, -sses = 1) Überbrückung eines krankhaften Blutgefäßabschnitts; 2) vorübergehende Blutumleitung während einer Operation; 3) extrakorporaler B.: Kreislauf außerhalb des Körpers, von (engl.) bypass = Umleitung

B-Zellen (Plural) des Immunsystems = vom Knochenmark gebildete, unspezifische Zellen, die bei Vögeln von der Bursa fabricii, beim Menschen von der Milz geprägt werden. Sie sind nicht ortsständig und für die →humorale, immunologische Sofortreaktion verantwortlich, von Bursa fabricii, →T-Zellen

B-Zellen (Plural) = β-Zellen des Pankreas = insulinbildende Zellen der Langerhans-Inseln des Pankreas, vom (griech.) Buchstaben β, eine willkürlich gewählte Bezeichnung

C

C = (lat.) 100

C, Abk. von (lat.) *c*entum = 100, i. S. von Centesimalpotenz (Potenz zur Basis 100) in der Homöopathie

c., Abk. von (lat.) cum = mit, z. B. in „cum Ephedrino"

Ca, Abk. von 1) Carcinom; 2) Kalzium

caeruleus = (lat.) blau, bläulich

caking = (engl.) (nicht aufschüttelbare) Kuchenbildung (bei Suspensionen)

calor = (lat.) Wärme, z. B. in Kalorie

Candidose, w, - = Pilzerkrankung der Schleimhäute durch Candida-Arten, von (lat.) candidus = weiß, da der Pilz einen weißlichen Belag (Soor) bildet

caninus = botanisch: gemein, verbreitet, von (lat.) caninus = hündisch, canis = Hund

Capillus = (lat.) Haar, z. B. in Kapillaren

capillaris = haarfein

Caps. = Abk. von (lat.) capsula, Kapsel, z. B. Caps. gelatinosa = Gelatinekapsel

Carbo = (lat.) Kohle

carrier = stoffspezifische Trägersubstanz, von (engl.) carrier = Bote, Träger...

causticus = (lat.) ätzend

cavus = (lat.) hohl, z. B. in Kaverne, Vena cava

cave = (lat.) Vorsicht (hüte Dich vor ...)

Cera = (lat.) Wachs, z. B. in Eucerin

Cerclage, w, - = kreisförmige Naht, speziell auch operativer Verschluß des →Cervixkanals, aus dem Französischen

Cerebellum, s, -s, Plural ...lla = Kleinhirn (Sitz der Regulationszentren für Gleichgewicht und Bewegungskoordination)

cerebral = zum Gehirn gehörig

Cerebrum, s, -s = (lat.) Gehirn

Cervix, w, -, Plural ...vices: Cervix dentis = Zahnhals, Cervix uteri = Gebärmutterhals u. a., von (lat.) cervix = Nacken, Hals, →Zervix

Chagas-Krankheit (gesprochen Schagaß) = Trypanosomenerkrankung (→Trypanosom) des Menschen mit Lymphknotenschwellung, Leber- und Milzvergrößerung, nach dem brasilianischen Bakteriologen und Hygieniker Carlos Chagas (1879–1934)

Chalon, s, -s = zellteilungshemmendes, von ausdifferenzierten Zellen gebildetes Glykoprotein, von (griech.) chalan = nachlassen, erschlaffen

Charge, w, - = pharm.: einheitliche, aus einem Herstellungsgang stammende Arzneimitteleinheit, von (frz.)

charge = Last, auch (engl.) charge = Ladung

Cheilitis, w, - = Lippenentzündung, von (griech.) cheilos = Lippe

Chelat, s, -s = „Scherenbildungskomplex", aus Ligandenmolekülen mit zwei oder mehr Donatorgruppen (→Donator), die mit einem Zentralatom in Verbindung stehen, von (griech.) chele = Klaue, Kralle

Chemie, w, - = Zweig der Naturwissenschaften, der sich mit den Eigenschaften, der Zusammensetzung, der Umwandlung der Stoffe und ihren Verbindungen befaßt. Aus arabisch al-kīmīya' (→Elixier), dann = Scheidekunst; daraus dtsch. Alchimisterei, verkürzt Alchimie, schließlich Chemie

Chemotaxonomie, w, - = Einbeziehen chemischer Merkmale in die Pflanzensystematik, von →Chemie, →Taxis und →Normen

Chemotherapeutikum, s, -s, Plural ...ka = vom →Antibiotikum zu unterscheidender synthetischer Stoff, der im Organismus Bakterien schädigt oder abtötet, von →Chemie und →Therapie

Chiasma, s, -s, Plural ...men = biologisch: Überkreuzung zweier Halbchromosomen während der Reduktionsteilung; med.: Kreuzungsstelle von Faser- oder Sehnenbündeln, von (griech.) chiasma = Zeichen, Gestalt des (griech.) Buchstaben χ (Chi)

chiral = spiegelbildlich isomer, →Chiro...

Chiro..., latinisiert von cheiro... = Bestimmungswort i.S. von „Hand...", von (griech.) cheir = Hand

Chirurg, m, -en = Facharzt der →Chirurgie

Chirurgie, w, - = Lehre von der operativen Behandlung der Krankheiten, →Chiro...

Chloro..., vor Selbstlauten meist Chlor... = Bestimmungswort i.S. von grün, grünlich, von (griech.) chloros = gelbgrün, z.B. in Chlorophyll, Chlor (gelbliches Gas)

Chloroplast, m, -en = Organell der Photosynthese, von →Chloro... und (griech.) plassein = bilden, gestalten

Cholagogum, s, -s = gallensekretionsförderndes Mittel, von →chole... und (griech.) agein = führen, treiben, (griech.) agogos = führend

Cholangitis, w, - = Entzündung der Gallenwege, →Chole... und →...itis

Chole..., vor Selbstlauten auch Chol... = Bestimmungswort mit der Bedeutung Galle..., von (griech.) chole = Galle

Cholera, w, - = schwere, epidemische Infektionskrankheit mit Brechdurchfall, von (griech.) cholera = Gallenbrechdurchfall

Cholesterin, s, -s = wichtigstes Sterinmolekül des Körpers, von →Chole... und (griech.) stereos = hart, fest

cholesterinisch = Art, in der sich Flüssigkristalle anordnen können, von →Cholesterin, dessen Ester solche Anordnungen bilden

cholinergisch, auch cholinerg = auf Acetylcholin ansprechend, von →Chole... und (griech.) ergon = Arbeit, Werk

Chorea, w, - = Veitstanz, Gruppe von Erkrankungen mit hypokinetisch-hypotoner Bewegungsstörung (ursprünglich für mittelalterliche Tanzepidemien ohne organische Ursache), von (griech.) choreia = Reigentanz

Chorion, s, -s = Embryonalhülle bei Menschen, Säugern, Vögeln und Reptilien, von (griech.) chorion = Haut, Fell

chromaffin, mit Chromsalzen färbbare, sympathomimetische Amine enthaltende Gewebe, von Chrom und →affin

Chromo..., vor Selbstlauten meist Chrom... = Präfix mit der Bedeutung Farbe..., von (griech.) chroma = Farbe, Hautfarbe

Chromatographie, w, - = Trennmethode, bei der die Substanzen auf zwei Phasen verteilt und aufgrund verschiedener physikalischer Prinzipien getrennt und nachgewiesen werden. Das Wort ist im Englischen seit 1731 als „Farbenkunde" gebräuchlich. Tswett benutzte das Wort adjektivisch und entwickelte 1906 Trennmethoden für natürliche Farbstoffe, von →chromo... und →...graph

Chromatophor, s, -s = botanisch: Farbstoffe enthaltende Zellorganelle; biologisch: Hautzelle, die sich nervös gesteuert ausdehnt und zusammenzieht und so einen Farbwechsel ermöglicht, von →Chromo... und (griech.) phoros = tragend

Chromomer, s, -s = stark färbbare körnchenartige Struktur auf dem →Chromonema, wird als Träger der Erbsubstanz angesehen, von (griech.) →Chromo... und (griech.) meros = Teil

Chromonema, s, -s, Plural ...men = während der →Mitose gerade noch sichtbares, zweifach spiralisiertes Fadenelement des Chromosomendoppelfadens, von →Chromo... und (griech.) nema = Faden

Chromophor, s, -s, Plural ...phore = Atomgruppe, die für die Absorption einer Wellenlänge des Lichts verantwortlich ist, farbtragende und -bestimmende Gruppe, von →Chromo... und (griech.) phoros = tragend

Chromosom, s, -s = stark anfärbbare Träger der Erbinformation. Die Bezeichnung stammt von →Chromo... und (griech.) soma = Leib, Körper

chronisch = langsam verlaufend, sich langsam entwickelnd (Gegensatz: →akut), von (griech.) chronos = Zeit

Chronopharmakologie, w, - = Lehre vom Zusammenhang zwischen der Applikationszeit und der Arzneimittelwirkung, von (griech.) chronos = Zeit und →Pharmakologie

chronotrop = die Frequenz der Herztätigkeit beeinflussend, von (griech.) chronos = Zeit und →...trop

Ci, Abk. von →*Curie*

cinereus = aschfarben, grau, von (lat.) cinis = Asche

cito = sofort (anzufertigen, zu bearbeiten), von (lat.) cito = rasch

Clathrat, s, -s = Einschlußverbindung, bei der eine Substanz in das Kristallgitter einer anderen eingeschlossen wird; entdeckt bei Harnstoff/n-Heptan, von (lat.) clatratus = vergittert

Clearance, w, - = (engl.) Reinigung: Blutplasmamenge, die von der Niere in einer Minute „gereinigt" wird

CMC (KMK), Abk. von 1) *k*ritische *M*izellbildungs*k*onzentration; 2) *Car*boxy*m*ethyl*c*ellulose

Cluster, m, -s = med.: pathologischer Zellklumpen, physikalisch/chem.: Molekülverband höherer Ordnung (z. B. in Wasser), von (engl.) cluster = Traube, Haufen

coating = (engl.) Überziehen (von Dragees)

col., Abk. von (lat.) cola = koliere, seihe!, Imperativ von (lat.) colare = seihen

communis = (lat.) verbreitet, gewöhnlich

commotio = →Kommotio

comp., Abk. von (lat.) compositus = zusammengesetzt (aus mehreren Bestandteilen)

Compliance, w, - = med.: Dehnbarkeit des Lungengewebes, bezogen auf den intrapulmonaren Gasdruck, pharm.: Mitwirkung (Bereitwilligkeit) des Patienten an der Therapie, von (engl.) compliance = Einwilligung, Unterwürfigkeit

compositus = (lat.) zusammengesetzt

Compressi (Plural) = Tabletten, von (lat.) comprimere, compressus = zusammendrücken

Computertomographie, w, -, Abk.: CT = Technik zur Darstellung von Weichteilstrukturen. Vom ganzen Körper werden unter allen Blickwinkeln mehrere Tausend Röntgenaufnahmen gemacht, die elektronisch gespeichert und vom Computer später zu beliebigen Schnittbildern zusammengesetzt werden, →Tomographie

conc., Abk. von (lat.) 1) concisus = zerschnitten; 2) concentratus = konzentriert

concentratus = (lat.) konzentriert, von (lat.) centrum = Mitte

concisus = (lat.) ge-, oder zerschnitten, z. B. in „Konzisdrogen"

Conjunctiva = →Konjunktiva

content uniformity = Gehaltseinheitlichkeit, von (engl.) content = Inhalt, uniformity = Einheitlichkeit

Cor = (lat.) Herz, z. B. in Cordalin®

Corium, s, -s = „Lederhaut", Hautschicht unter der →Epidermis, von (lat.) corium = feste Haut, Balg

Cornea, w, -, Plural ...neae, auch Kornea = Hornhaut des Auges, von (lat.) cornu = Horn

cornutus = (lat.) hornartig, z. B. in Secale cornutum, Cornina® Hornhautpflaster

Corona, w, - = anatomisch: kranzförmiges Gebilde, von (lat.) corona = Kranz, Krone, z. B. in Korodin®, Koronarsklerose

coronar = kranzartig, i. engeren S. mit den (Herz-)Kranzgefäßen zusammenhängend

Corpus = (lat.) Körper, z. B. in Corpus ventriculi (Hauptteil des Magens)

Corpus luteum, s, -s = (lat.) „Gelbkörper": nach dem Eisprung Progesteron abgebendes gelbes Gewebe, von →Corpus und →luteus

Cort., Abk. von (lat.) cortex = Rinde

crd., crud., Abk. von (lat.) crudus = roh, ungereinigt

crinis, crinalis = (lat.) Haar bzw. für das Haar

crispus = (lat.) kraus, gekräuselt

crist., Abk. von (lat.) cristallisatus = kristallisiert

crossing over, auch **cross over** = Überkreuzung und Austausch von Teilstücken der →Chromosomen bei der Reifeteilung, von (engl.) to cross over = überkreuzen

cross linking = Kreuzvernetzung (z. B. von Polymeren), von (engl.) cross = Kreuz und to link = verketten

crudus = (lat.) roh

CT, Abk. von →Computertomographie

...culus (Verkleinerungsform), z. B. in Musculus

Cura = (lat.) Pflege, z. B. in Felicur®

Curie, s, –, Abk. Ci = alte Maßeinheit der Radioaktivität, 1 Ci = $3{,}7 \cdot 10^{10}$ Zerfälle/s, nach dem frz. Physikerpaar Pierre (1859–1906) und Marie (1867–1934) Curie. Neue Einheit Becquerel; 1 Ci = $3{,}7 \cdot 10^{10}$ Becquerel (→Bq)

Cutis = (lat.) Haut, →Kutis

ctr., Abk. von (lat.) contra = gegen

cyanus = (griech./lat.) blau

Cystitis = →Zystitis

D

D = 1) (lat.) 500; 2) Abk. von homöopathische Dezimalpotenz

d., Abk. von (lat.) da, detur, dentur = gib, es soll(en) gegeben werden

DAB, Abk. von *D*eutsches *A*rznei*b*uch

DAC, Abk. von *D*eutscher *A*rzneimittel *C*odex

Darwinismus, m, - = Abstammungslehre, nach der sich höhere Lebewesen aus niederen durch natürliche Auslese entwickelt haben, nach Charles R. Darwin (1809–1882)

dB, Abk. von →Dezibel

DC, Abk. von *D*ünnschicht*c*hromatographie, →Chromatographie

DCCC, Abk. von (engl.) *D*roplet *c*ountercurrent *c*hromatography = Tröpfchen-Gegenstromchromatographie, →Chromatograpie

DCI (INN), Abk. von (frz.) *D*énomination *C*ommune *I*nternationale (DCI); (engl.) *I*nternational *N*on Proprietary *N*ame (INN); (lat.) *D*enominatio *C*ommunis *I*nternationalis (DCI), →INN

DDT, Abk. von *D*ichlor*d*iphenyl*t*richlormethan

De... = 1) ab, herab; 2) von ... weg, von (lat.) de... = von ... weg, z. B. in 1) Depot, 2) Dehydrierung

Dead stop-Methode = (engl.) elektrochemische Endpunktbestimmung (bei der Karl-Fischer-Titration)

Decoct., Abk. von (lat.) Decoctum = Abkochung, von (lat.) decoquere, decoctum = abkochen

Defäkation, w, - = Stuhlentleerung, von (lat.) defaecare = von der Hefe (lat. faex) reinigen

Defektur, w, - = Herstellung (fehlender) Arzneimittel auf Vorrat, von (lat.) deficere, defectum = fehlen

Defibrillation, w, - = Aufhebung unkoordinierter Herzaktionen durch Stromstöße, →De... und →Fibrille

Degeneration, w, - = biologisch: 1) Anhäufung ungünstiger Erbmerkmale durch Inzucht; 2) Rückbildung von Organen, med.: durch Verschleiß oder Nichtgebrauch, Altern oder Krankheit bedingter Abbau von Organen oder Körperteilen von (lat.) degenerare = entarten

Dehydrierung, w, - = Abspaltung von Wasserstoff, Oxydation, von →De... und →Hydrogenium = Wasserstoff

Dehydratation, w, - = chem., med.: Entzug von Wasser, von →De..., und (griech.) hydor = Wasser

Dekadenz, w, - = Verfall, Verschlechterung, von →De..., und (lat.) cadere = fallen

dekantieren = eine Flüssigkeit vom Bodensatz abgießen, von (frz.) décanter = abklären, vorsichtig abgießen

Dekokt, s, -(e)s = Decoctum, →Decoct.

Dekubitus, m, - = Wundliegen, von (lat.) decubare, decubitum = darniederliegen

Delirium, s, -s = schwere Bewußtseinstrübung mit Verwirrung und Wahnvorstellungen, von (lat.) delirare = verrückt sein

Demenz, w, - = auf organischer Hirnschädigung beruhende dauernde Geistesschwäche, „Verblödung", von (lat.) demens = unvernünftig, wahnsinnig

denaturieren = chem.: vergällen, durch Zusatzstoffe ungenießbar machen; biologisch: Eiweißstoffe durch Erhitzen irreversibel verändern, von (lat.) →De... und Natur

Dendrit, m, -en = verästelter Zytoplasmafortsatz (→Zyto... und →Plasma) einer Nervenzelle, von (griech.) dendron = Baum

Dens, m, - = (lat.) Zahn, z.B. in Dentition

Densitometer, s, -s, **Dens(it)ometrie,** w, - = photoelektrische Methode zum Messen einer Trübung oder Schwärzung (Röntgenbild), von (lat.) densus = dicht, densitas = Dichte und →...metrie

dentalis = den Zahn betreffend

Dentition, w, - = das Zahnen, Durchbruch der Zähne, →Dens

dep., Abk. von (lat.) depuratus = gereinigt

Depilation, w, -, **Depilatorium,** s, -s = Enthaarung bzw. Enthaarungsmittel; Instrument zur Enthaarung, von (lat.) pilus = Haar, (lat.) depilare = enthaaren

Depletion, w, - = Entleerung, von (lat.) deplere = ausleeren

Depot, s, -s = Lager, Vorrat, z.B. in Depotarzneiform, von (frz.) dépôt = Verwahrung, Lager

Depression, w, - = 1) grubenförmige Einsenkung; 2) seelische Verstimmung, Niedergeschlagenheit, von (lat.) deprimere, depressum = niederdrücken

Depurativum, s, -s, Plural ...va, auch Depurans = Abführmittel, von →De... und purus, →pur.

depuratus = (lat.) gereinigt, z.B. in →Depurativum

Derivat, s, -(e)s = Abwandlungsprodukt einer chemischen Verbindung, von (lat.) derivare = ableiten

Derma, Dermato... = Haut (...), von (griech.) derma = Haut

Dermatikum, s, -s, Plural ...ka = Mittel zum Anwenden auf der Haut, von (griech.) derma = Haut

Dermatitis, w, - = durch hautreizende Stoffe verursachte Hautentzündung, →Derma und →...itis

Dermatomykose, w, - = durch Hautpilze verursachte Hautkrankheit, von →Derma und →Mykose

Dermatomyositis, w, - = Muskelentzündung in Verbindung mit einer Hautentzündung, vermutlich eine Autoimmunerkrankung, →derma, →Myo... und →...itis

Dermographismus, m, - = „Hautschrift", nach mechanischer Reizung der Haut, z.B. mit einem Stift oder Spatel, auftretende sichtbare Hautreaktion, von →Derma und →...graph

Des... = Präfix mit der Bedeutung ent..., zer..., weg..., von gleichbedeutend (frz.) des-

Desaminase, w, - = eine Aminogruppe abspaltendes Enzym, →Desaminierung

Desaminierung, w, - = Abspalten einer Aminogruppe, von →Des... und →Amin

Desinfektion, w, - = den Gegenstand in einen Zustand versetzen, in dem er nicht mehr infizieren kann, „Entseuchung", von →Des... und Infektion, →Infekt

Desodorans, s, -, Plural ...anzien = Mittel zur Beseitigung oder Überdeckung schlechten Geruchs, von →Des... und (lat.) odor = Geruch

Desquamation, Abschuppung der obersten Hornschicht der Haut, von (lat.) desquamare = abschuppen

dest., Abk. von (lat.) destillatus = destilliert

destillatus = (lat.) destilliert

Destruktion, w, - = Zerstörung, von (lat.) destruere, destructum = zerstören

Detergens, s, –, Plural ...enzien = (Oberflächen-)Reinigungsmittel (oft gleichgesetzt mit in ihm enthaltenen →Tensiden), von (lat.) detergere = abwischen, reinigen

Detrusor, m, - = zusammenfassende Bezeichnung für die Muskulatur, die die Entleerung der Harnblase bewirkt, von (lat.) detrudere = fortdrängen, hinabdrängen

dexter = (lat.) rechts, z. B. in Dextrose

Dezibel, s, -s = das Zehnfache des dekadischen Logarithmus des Verhältnisses: gemessene Größe/Bezugsgröße. 20 dB = 100/1, von (lat.) decem = 10 und nach dem amerikanischen Ingenieur A. G. Bell (1874–1922)

Dia..., vor Selbstlauten auch Di... = Präfix mit der Bedeutung (hin)durch, z. B. in Diarrhöe

Diabetes insipidus, m, - = Wasserharnruhr: übermäßige Harnausscheidung ohne pathologische Beimengungen

Diabetes mellitus, m, - = Zuckerharnruhr, Zuckerkrankheit, von (griech.) diabetes = die Beine spreizend; Harnruhr; Ruhr = Durchfallerkrankung; (lat.) insipidus = unschmackhaft, da der Harn hier nicht süß wie bei D. mell. schmeckt; (lat.) mellitus = mit Honig versüßt, mel = Honig

Diagnose, w, - = Erkennen und systematisches Bezeichnen einer Krankheit, von (griech.) diagnosis = Erkenntnis, unterschiedliche Beurteilung

Dialyse, w, - = Entfernen molekular gelöster Stoffe mit Hilfe semipermeabler Membranen, z. B. in der Medizin zum Entfernen von Stoffwechselprodukten bei ungenügender Nierenfunktion, von (griech.) dialysis = Auflösung, Trennung

Diaphragma, s, -s = Plural ...men, 1) Scheidewand zwischen einzelnen Körperteilen oder Organen; 2) Zwerchfell; 3) mechanisches Empfängnisverhütungsmittel, von gleichbedeutend (griech.) diaphragma, phragma = Zaun, Mauer, Scheidewand

Diarrhöe, w, -, (gesprochen ...rö) = Durchfall, von (griech.) diarrhoia = Durchfall

Diastase, w, - = biochem.: aus Malz gewonnene Enzymmischung, die Stärke in Dextrin und Maltose spaltet; med.: anatomische Lücke zwischen Knochen oder Muskeln, von (griech.) diastasis = Auseinanderstehen, Spaltung

Diastole, w, - = mit der →Systole rhythmisch wechselnde Herzmuskelerschlaffung, von (griech.) diastole = das Auseinanderziehen, das Ausdehnen

diastolisch = zur →Diastole gehörend

Diathese, w, - = erhöhte Bereitschaft zu bestimmten Krankheiten, von (griech.) diathesis = Zustand, Verfassung

Dichroismus, m, - = Eigenschaft von Kristallen, das Licht bei der Doppelbrechung verschieden stark zu absorbieren. Die dabei verbleibenden Strahlen sind (komplementär-)farbig, von (griech.) di-, dis = zweifach, und (griech.) chroma = Farbe

Dies = (lat.) Tag, z. B. in pro die

Differentialdiagnose, w, -, Abk. DD = Unterscheidung und Abgrenzung einander ähnlicher Krankheitsbilder, von (lat.) differentia = Unterschied und →Diagnose

Diffraktion, w, - = Beugung von elektromagnetischen Wellen, von →Dis... und (lat.) frangere, fractus = brechen

diffus = ohne feste Umgrenzung, von (lat.) diffundere, diffusum = ausgießen, zerstreuen

Diffusion, w, - = selbsttätiges Ausbreiten oder Vermischen einander berührender Gase oder Flüssigkeiten bis zur Molekulardispersion, von (lat.) diffundere, diffusum = ausgießen, zerstreuen

Digestion, w, - = med.: Verdauung; pharm.: Extraktionsverfahren (Mazeration bei erhöhter Temperatur), von (lat.) digere, digestum = verteilen, verdauen

dil., Abk. von (lat.) dilutus = verdünnt

Dilatation, w, - = Erweiterung eines Hohlorgans, von (lat.) dilatare = ausdehnen

dilutus = (lat.) verdünnt, z. B. in Dilution

diözisch = botanisch: zweihäusig, männliche und weibliche Blüten sind auf verschiedene Individuen verteilt, von (griech.) di-, dis- = zweifach und (griech.) oikos = Haus

Diphtherie, w, - = Infektionskrankheit mit Bildung häutiger Beläge, z. B. auf den Mandeln, von (griech.) diphthera = (Tier-)Haut

Diplo..., vor Selbstlauten meist Dipl... = Bestimmungswort mit der Bedeutung zweifach, doppelt, von gleichbedeutend (griech.) diploos, z. B. in →diploid

diploid = doppelt, zweifach, i. engeren S.: vollständiger, d. h. zweifacher Chromosomensatz, →haploid, von →Diplo... und →...id

Dis..., vor f Dif..., gelegentlich verkürzt zu Di... = Präfix mit der Bedeutung von ...weg, von (lat.) dis... = zwischen, auseinander, hinweg, z. B. in dispensieren, different, divergent

Dispensation, w, - = Abgabe eines Arzneimittels durch den Apotheker, von (lat.) dispensare = verteilen, austeilen

Dispersion, w, - = Zerteilung, Zerlegung (von Stoffen ineinander oder von

Licht), von (lat.) dispergere, dispersum = ausstreuen, überall verteilen

Dissimilation, w, - = Abbau von Kohlenstoffverbindungen zur Gewinnung von Energie, von (lat.) dissimilis = ungleichartig, unähnlich; (lat.) similis = ähnlich

Dissoziation, w, - = med.: 1) Störung des geordneten Zusammenspiels von Muskeln, Empfindungen; 2) Zerfall eines geordneten Bewußtseinszusammenhangs durch Affekte; chem.: Zerfall von Molekülen in Ionen, von (lat.) dissociare = vereinzeln, trennen; (lat.) socius = Genosse

distal = körperfern, weiter von der Körpermitte entfernt; Gegensatz: →proximal, →mesial, von (lat.) distare = getrennt, entfernt sein

Distorsion, w, - = Verstauchen eines Gelenks, von (lat.) distorquere, distortum = drehen, verzerren

Diurese, w, - = Harnausscheidung, von →Dia... und (griech.) ouron = Harn

Diuretikum, s, -s, Plural ...ka = harntreibendes Mittel, →Diurese

div., Abk. von (lat.) divide = teile, z. B. div. i. part. aeq., divide in partes aequales ... = teile in ... gleiche Teile

DMSO, Abk. von Dimethylsulfoxid

DNA, (DNS), Abk. von Desoxyribonukleinsäure (engl.: acid)

Dolor, m, -, Plural ...lores = (lat.) Schmerz, z. B. in Dolofungin®

domesticus = botanisch: heimisch, von (lat.) häuslich

dominant = vorherrschend, überdeckend (von Erbfaktoren), Gegensatz: →rezessiv, von (lat.) dominari = herrschen

Donator, m, -s = Geber, von (lat.) donare = geben, z. B. in Elektronendonator

DOPA, Abk. von Dioxyphenylalanin

dopen = aufputschende Mittel verabreichen, von (engl.) dope = ursprünglich Lack, Firnis, umgangssprachlich: Gift, Rauschmittel u. a.

dorsal = zum Rücken hin, von (lat.) dorsum = Rücken

dos., Abk. von →Dosis

Dosis, w, - = zugemessene Arzneimittel-/Arzneistoffmenge, verabreichte Strahlenmenge, von (griech.) dosis = Gabe, z. B. in Dosis efficax

DPhG, Abk. von Deutsche Pharmazeutische Gesellschaft

DPT, Abk. von Diphtherie-Pertussis-Tetanus, →Diphtherie, →Pertussis, →Tetanus

Dragee, s, -s = überzogene Tablette, von gleichbedeutend (frz.) dragée

Drainage, w, -, eingedeutscht: Dränage = Ableitung von Flüssigkeiten (Wundabsonderungen) nach außen, von (frz.) drain = unterirdischer Kanal

Drg., Abk. von →Dragee

DRK, Abk. von Deutsches Rotes Kreuz

Droge, w, - = getrocknetes Produkt pflanzlichen oder tierischen Ursprungs als Heilmittel, umgangssprachlich auch Rausch- und Suchtmittel, von gleichbedeutend (frz.) drogue, niederdtsch. droege = trocken, →drug

dromotrop = die Erregungsleitung (Überleitungsgeschwindigkeit) des Herzens beeinflussend, von (griech.) dromos = Lauf und →...trop

drug = im engl./amerikanischen Sprachgebrauch: Pharmakon

d. s., Abk. von (lat.) da, signa = gib, (ab und) bezeichne (mit ...)

DT, Abk. von *D*iphtherie-*T*etanus, →Diphtherie, →Tetanus

d. t. d., Abk. von (lat.) dentur tales doses (Nr...) = ... solche Einzelgaben sollen gegeben werden

Ductus, m, - = (Verbindungs)gang, von (lat.) ducere, ductum = ziehen, leiten, führen

dulcis = (lat.) süß

Duodenum, s, -s = Zwölffingerdarm, von (lat.) duodeni = je zwölf, z. B. in Ulcus duodeni

durus = (lat.) hart, z. B. in Calciumdura® Tabl.

Dys... = Präfix i. S. von unnormal, fehlerhaft, von (griech.) dys- = un-, miß-, schwierig, erschwert, fehlerhaft, z. B. in Dystonie

Dysenterie, w, - = Ruhr, von (griech.) dysenteria = Durchfall, Ruhr, →enteral

Dyshidrosis, w, - = Störung der Schweißabsonderung, verminderte Schweißabsonderung, von →Dys... und (griech.) hidros = Schweiß

Dyskinesie, w, - = motorische Fehlfunktion, von (griech.) →Dys... und (griech.) kinesis = Bewegung

Dyskrasie, w, - = fehlerhafte Blut- (auch Körpersaft-)zusammensetzung, von (griech.) dyskrasia = schlechte Mischung

Dysmelie, w, - = Sammelbezeichnung für Entwicklungsstörungen der Extremitäten, von →Dys... und (griech.) melos = Glied

Dysmenorrhoe, w, -, (gesprochen ...rö) = schmerzhafte Regelblutung, von →Dys... und (griech.) men, Genitiv: menos = Monat und (griech.) rhein = fließen

Dysopsie, w, - = Sehstörung, von →Dys... und (griech.) opsis = Sehen

Dyspepsie, w, - = gestörte Verdauung, von →Dys... und (griech.) pepsis = Verdauung

Dyspnoe, (gesprochen ...pno-e) = erschwertes Atmen, Kurzatmigkeit, Atemnot, von →Dys... und (griech.) pnoe = Atem, Hauch

Dystonie, w, - = gestörte Muskel- oder Gefäßspannung, von →Dys... und (griech.) tonos = Spannung, →Tonus

Dystrophie, w, - = Ernährungsstörung, von →Dys... und trophe = Ernährung

E

ED, Abk. von Effektivdosis, z. B. ED 50 = Dosis, bei der die Hälfte des Maximaleffekts erreicht wird, →Dosis

EDTA, Abk. von *E*thylen*d*iamin*t*etra-*e*ssigsäure, (engl.) acetic *a*cid

EEG, Abk. von →*E*lektro*e*nzephalo*g*ramm

efferent = herausführend, von einem Organ kommend (wegführend), z. B. i. S. von efferenten Nerven, von (lat.) efferre = hinausführen

Effloreszenz, w, - = krankhafte, sichtbare Hautveränderung (Pustel, Bläschen, Fleck), von (lat.) efflorescere = aufblühen

Ejakulat, s, -(e)s, **Ejakulation,** w, - = ausgestoßene Samenflüssigkeit bzw. ihr Ausstoßen, von (lat.) eiaculare = hinauswerfen

Ek..., →Ex...

EKG, Abk. von →*E*lektro*k*ardio*g*ramm

Eklampsie, w, - = lebensgefährliche Schwangerschaftstoxikose. Das Wort stammt von (griech.) eklampein = hervorleuchten, i. S. von „aufblitzen", da die begleitenden tonisch-klonischen Krämpfe der E. nach Vorsymptomen blitzartig auftreten. Sie kommen durch lokale Gefäßkonstriktion zustande, Enderscheinungen einer Reihe nicht restlos geklärter Mechanismen

Ektomie, w, - = oft in zusammengesetzten Begriffen mit der Bedeutung operatives Herausschneiden von ganzen Organen, im Gegensatz zu →Resektion, von (griech.) extemnein = herausschneiden

ektop = nach außen verlagert, außerhalb des normalen Ortes, →Ex... und →Topo...

Ekzem, s, -s = nichtansteckende, jukkende Entzündung der Haut, von (griech.) ekzema = Ausschlag

Elektroenzephalogramm (EEG), s, -s = Aufzeichnung der Hirnströme, →Enzephalogramm

Elektrokardiogramm (EKG), s, -s = Aufzeichnung der Herzaktionsströme, →Kardiogramm

Elektrolyse, w, - = Spaltung dissoziierter oder über freie Elektronen verfügender Verbindungen durch eine elektrische Spannung, von (griech.) lyein = lösen

Elektron, s, -s, Plural ...tronen = negativ geladenes Elementarteilchen, von (griech.) elektron = Bernstein (wegen der damit erzeugbaren Reibungselektrizität). Im Mittelalter verstand man unter electrum eine Gold-Silber-Legierung

Elektrophorese, w, - = Trennmethode für Substanzgemische mit Hilfe angelegter Gleichspannung, von (griech.) phorein = tragen

Elephantiasis, w, - = durch Lymphstauungen hervorgerufene Verdickung der Haut und des Unterhautzellgewebes, von (griech.) elephantiasis = elefantenhautähnlicher Aussatz

Elimination, w, - = Aussondern, Beseitigen; biologisch: natürliche Ausschaltung bestimmter Erbmerkmale durch zufälligen Verlust von Genen oder Chromosomenstücken, von (lat.) eliminare = entfernen, limes = Grenze

Elixier, s, -s = Tinktur oder Mixtur mit Zuckerzusatz, Extrakten, oder ätherischen Ölen, von arabisch al-iksīr = Stein der Weisen, eine Substanz, die unedle Metalle in edle verwandeln und auch die Kraft besitzen soll, die Körper zu gesunden (Lebenskraft)

Eluat, s, -(e)s = aus einem Stoffgemisch ausgewaschene Lösung, von (lat.) eluere, elutum = auswaschen

Embolie, w, - = Verstopfung eines Blutgefäßes durch verschleppte körpereigene oder -fremde Substanzen, von (griech.) embole = Hineindringen

Embryo, m (auch s), -s, Plural ...yonen = Leibesfrucht bis zur vollständigen Ausbildung aller Organe (ca. 85 Tage), danach →Fetus genannt, von (griech.) embryon = neugeborenes Lamm

Emesis, w, - = Erbrechen, von (griech.) emein = ausspeien, →Vomitus

Emetikum, s, -s, Plural ...ka = Mittel zur Auslösung des Erbrechens, →Emesis

Emission, w, - = med.: Entleerung oder Absonderungen aus dem Körper (z.B. der Harnblase); physikalisch: Aussenden von elektromagnetischen Wellen oder von Teilchen, von (lat.) emittere, emissum = herauslaufen, -strömen lassen, -senden

Emolliens, s, –, (gesprochen ...i-enß), Plural ...enzien = weichmachendes, einhüllendes Mittel, von (lat.) emollire = weich machen

Emotion, w, - = Gemütsbewegung, seelische Erregung, von (lat.) emovere, emotum = herausbewegen, emporwühlen

Emphysem, s, -s = Aufblähung von Organen oder Körperteilen, von (griech.) emphysema = die Aufblähung, Luftgeschwulst

Empyem, s, - = Eiteransammlung in vorgebildeten Körperhöhlen, von (griech.) empyem = Eitergeschwür

Emulgator, m, -s = Stoff, der eine →Emulsion stabilisiert, von (lat.) emulgere, emulsum = ausmelken

Emuls., Abk. von (lat.) Emulsio = →Emulsion

Emulsion, w, - = disperses System aus zwei miteinander nicht mischbaren Flüssigkeiten, von (lat.) emulgere = ausmelken

En..., vor Lippenlauten Em... = Präfix mit der Bedeutung hinein, innerhalb, von (griech.) en = in, in ... hinein, z.B. in →Embryo

Enantiomere (Plural) = optische →Antipoden, die in R- oder S-Konfiguration vorkommen können, von (griech.) enantios = gegenüberstehend, entgegengesetzt

Endemie, w, -, **endemisch** = örtlich begrenzte Infektionskrankheit (Gegensatz: →Epidemie) bzw. örtlich begrenzt auftretend, von (griech.) endemos = im Volk, einheimisch, an einem Ort verweilend

Endo..., vor Selbstlauten meist End... = Präfix mit der Bedeutung innen, von gleichbedeutend (griech.) endon, z. B. in endogen

endogen = im Körper entstehend, von innen kommend, von →Endo... und →...gen

Endokard, s, -(e)s = Herzinnenhaut, von →Endo... und →Kardia...

Endokarditis, w, - = Herzinnenhautentzündung, →Endo..., →Kardia... und →...itis

endokrin = mit innerer Sekretion (Gegensatz: exokrin), von →Endo... und (griech.) krinein = (ab-)scheiden, trennen, (ab-)sondern

Endometrium, s, -s = Gebärmutterinnenhaut, von →endo... und (griech.) metra = Gebärmutter

Endoneurium, s, -s = Bindegewebshülle peripherer Nervenfaserbündel, →Endo... und →Neuron

Endoskopie, w, - = Ausspiegelung von Hohlorganen, von →Endo... und →...skop

Endothel, s, -s = innere Zellschicht, die die Herz-, Blut- und Lymphgefäße auskleidet, von →Endo... und (griech.) thele = Mutterbrust, Brustwarze, später Hautpapille, Analogiebildung zu →Epithel

endotherm = wärmebindend, -aufnehmend, von →Endo... und (griech.) therme = Wärme

Endotoxin, s, -s = nach Auflösen (Zerfallen) von Bakterien frei werdendes Gift, von →Endo... und →Toxin

Endozytose, w, - = Stoffaufnahme in die Zelle durch Einstülpung der Zellmembran und Entleerung des Bläschens in das Zellinnere, →Endo..., →...zyt, →...ose 1), →Pinozytose, →Phagozytose

enteral = auf den Darm bezogen, von (griech.) enteron = Darm

Enteritis, w, -, Plural ...tiden = Dünndarmentzündung, von →enteral und →...itis

Entero..., vor Selbstlauten meist Enter... = Bestimmungswort mit der Bedeutung mit dem Darm zusammenhängend, →enteral

Enterokolitis, w, - = Entzündung des Dünn- und Dickdarms, →Entero..., →Kolon und →...itis

Enuresis, w, - = unwillkürliches Harnlassen, Bettnässen, von (griech.) enourein = hineinharnen

Enzephalitis, w, -, Plural ...tiden = Gehirnhautentzündung, von →Enzephalon und →...itis

Enzephalo..., vor Selbstlauten meist Enzephal... = Bestimmungswort mit der Bedeutung Gehirn, von →Enzephalon

Enzephalon, s, -s = Gehirn, von gleichbedeutend (griech.) egkephalos

Enzephalogramm, s, -s = Röntgenbild der Gehirnkammern, von →Enzephalon, und →...gramm

Enzephalomyelitis, w, -, Plural ...tiden = Entzündung von Gehirn und Rückenmark, von →Enzephalon, →Myelo... und →...itis

Enzephalopathie, w, - = Oberbegriff für hirnorganische Erkrankungen, →Enzephalon und →...pathie

Enzym, s, -s = biologischer Katalysator, spezifisch für die Art der Umsetzung und/oder des Substrats, von →En... und (griech.) zyme = Sauerteig, in dem Hefe verwandt wird. Diese enthält Enzyme und diente schon lange vor dem Verständnis, was ein Enzym eigentlich ist, zu Stoffumsetzungen, insbesondere zur Gewinnung von Alkohol aus Kohlenhydraten. Seit 1830 werden angereicherte Enzympräparate (z.B. Diastase) verwendet, seit 1897 weiß man (E. Buchner), daß die alkoholische Gärung auch durch zellfreie Hefepreßsäfte ausgelöst werden kann. Das erste kristallisierte Enzym war Urease, 1926 (Sumner).

Eosin = 2',4',5',7'Tetrabromfluorescein, Na-Salz, von (griech.) eos = Morgenröte

Eosinophilie, w, - = 1) Affinität von Zellen oder Geweben zu Eosin; 2) Vermehrung mit Eosin rot färbbarer Leukozyten auf mehr als 4% im Blutausstrich, von →Eosin und (griech.) philos = lieb

Epi..., vor Selbstlauten Ep..., vor h Eph... = Präfix mit der Bedeutung auf, darauf, von (griech.) epi = auf, darauf, darüber, über, z.B. in →Epithel

Epidemie, w, - = zeitlich und örtlich auftretende Infektionskrankheit, Massenerkrankung, Seuche (Gegensatz: →Endemie), von (griech.) epidemia = im ganzen Volk verbreitete Krankheit, Seuche

Epidermis, w, -, Plural ...men = Oberhaut bei Menschen und Tieren mehrschichtig, von →epi... und →Derma

Epigastrium, s, -s = Oberbauch, Magengrube, von gleichbedeutend (griech.) epigastrion

Epilepsie, w, - = Morbus sacer = „Fallsucht", erblich oder traumatisch bedingte, auf Schädigungen beruhende Erkrankung mit zerebralen Krampfanfällen, von (griech.) epilepsia = der Anfall, die Fallsucht (da die Kranken im Anfall oft fallen)

Epiphyt, m, -en = botanisch: Gewächs, das auf anderen Pflanzen wächst, ohne diesem Nährstoffe zu entziehen, z.B. Algen, Moose, Flechten, von →Epi... und (griech.) phyton = Gewächs

Epithel, s, -s, Plural ... thelien = oberste Zellschicht der Haut, von →Epi..., →Endothel

Erektion, w, - = durch Blutstauung bedingtes Aufrichten von Organen (z.B. Penis), von (lat.) erigere, erectum = aufrichten

...ergie = Bestimmungswort mit der Bedeutung: Wirkung, von (griech.) ergon = Arbeit, Werk

Ergotismus, m, - = Vergiftung durch Mutterkorn, „Kribbelkrankheit". Sie beruht auf Durchblutungsstörungen besonders in den Extremitäten; bei chronischer Vergiftung (E. gangraenosus) Gewebsuntergang. Die früher durch unerkannt mutterkornhaltiges Getreide verursachte und Antoniusfeuer oder Ignis sacer (= heiliges Feuer) genannte Krankheit war extrem schmerzhaft; von (frz.) ergot = Mutterkorn

Erosion, w, - = med.: oberflächliche Schädigung insbesondere der Haut oder Schleimhaut; pharm.: mechanische Abtragung, z.B. von Depotformen, von (lat.) erodere, erosum = abnagen

Eruktation, w, - = Aufstoßen (von in den Magen gelangter Luft), von (lat.) eructare = ausspeien

Erythem, s, -s = entzündliche Rötung der Haut durch →Hyperämie oder andere Ursachen, von (griech.) erythema = Errötung

Erythro..., vor Selbstlauten meist Erythr... = Bestimmungswort mit der Bedeutung rot, rot gefärbt, rötlich, von (griech.) erythros = rot, z. B. in Erythem

Erythrodermie, w, - = ausgedehnte entzündliche Rötung der Haut mit Verdickung und Abschuppung, →Erythro... und →Derma

Erythro-Form = räumliche Anordnung von zwei Substituenten, die in der Fischer-Projektion auf der gleichen Seite stehen, wie in der Erythrose, von der das Wort kommt; Gegensatz: →Threo-Form

Erythropoese, w, - = Bildung roter Blutkörperchen, aus →Erythrozyt und (griech.) poiesis = das Hervorbringen

Erythrozyt, m, -en = rotes Blutkörperchen, von →Erythro... und →...zyt

Escherichia, w, - = Gattung gramnegativer Bakterien, E. coli (von →Kolon) lebt im Dickdarm, latinisiert nach dem dtsch. Arzt Theodor Escherich (1858–1911)

ESR, Abk. von physikalisch: *E*lektronen*s*pin*r*esonanz-*S*pektroskopie, gestattet Aussagen über die Existenz freier Radikale; med.: *E*rythrozyten*s*enkungs*r*eaktion

essentiell = 1) unentbehrlich; 2) selbständig, ohne erkennbare Ursache, nicht →symptomatisch für eine bestimmte Krankheit, →Essenz

Essenz, w, - = (lat.) essentia = Wesen, Zubereitung, die „das Wesentliche" enthält, das Konzentrat. Die Quintessenz, heute i. S. „der Kern, das Ergebnis, die Folge" bedeutete ursprünglich das Ergebnis der fünften Extraktion (d. h. Destillation bei der Gewinnung ätherischer Öle)

Ester, m, -s = organische Verbindung aus Alkohol und Säure unter Wasseraustritt, Kunstwort aus Essig und Ether (Aether aceticus = Essigsäureethylester)

Ether, m, -s = Kondensationsprodukt aus zwei Alkoholen, von (griech.) aither = obere Luft, Himmelsluft. Ursprünglich glaubte man, oberhalb der Luft (im Weltraum) sei ein „Äther", da man sich nicht vorstellen konnte, daß sich z. B. Licht ohne Materie ausbreitet

...ette, ...etta = (frz./ital.) Verkleinerungssuffix, z. B. Tabula – Tabuletta = Tablette

Eu... = Bestimmungswort mit der Bedeutung gut, schön, von (griech.) eu = gut, wohl, recht, z. B. in Eucerin

Eucerin® = Kurzform von Eucerinum® anhydricum (1912 von Beiersdorf in den Handel gebracht), von →Eu... und (lat.) cera = Wachs

Euphorie, w, - = subjektiv heitere Gemütsverfassung, von (griech.) euphoria = leichtes Tragen, Wohlbefinden

...eus, -a, -um = Suffix mit der Bedeutung ...ähnlich, z. B. in purpureus

Ex..., vor einigen Konsonanten auch E... = aus, heraus, weg, von (lat.) ex = aus, heraus, Ek...: Bedeutung wie (lat.) ex, von (griech.) ek, eks = aus, heraus

Exanthem, s, -s = endogen bedingter, großflächiger Hautausschlag, von (griech.) exanthema = das Aufgeblühte

Excip., Abk. von (lat.) excipientia, Exzipienzien (Plural) = Arzneiträger, Vehikel, Hilfs- und Zusatzstoffe

Exhibitionismus, m, - = auf sexuellen Lustgewinn gerichtete Neigung zur Entblößung der Geschlechtsteile, von (lat.) exhibere = darbieten

Exitus, m, - = 1) allgemein oder anatomisch: Ausgang; 2) Tod, von gleichbedeutend (lat.) exitus

Exkretion, w, - = Ausscheidung wertloser Stoffwechselprodukte aus dem Körper; Gegensatz: →Sekretion, von (lat.) excernere, excretum = aussondern

Exo... = Präfix mit der Bedeutung außen, außerhalb, nach außen gerichtet, von außen kommend, von (griech.) exo = außen, außerhalb

exogen = außerhalb des Organismus entstehend, (Gegensatz: endogen), von →Exo... und →...gen

Expektorans, s, –, Plural ...anzien = schleim-, sekretionsförderndes Mittel, →Antitussivum, von →Ex... und →Pectus

Exposition, w, - = das bestimmten Einflüssen Ausgesetztsein, von (lat.) exponere, expositum = aussetzen

Exsikkator, m, -s = Gerät zum Trocknen von Stoffen, von (lat.) exsiccare = austrocknen, siccare = trocknen

Exsikkose, w, - = Austrocknen des Körpers durch starken Flüssigkeitsverlust (bei Erbrechen, Durchfall), von (lat.) exsiccare = austrocknen

Exsudat, s, -(e)s = bei einer Entzündung aus dem Blut austretende Flüssigkeit, von (lat.) exsudare = ausschwitzen, sudare = schwitzen

Exsudation, w, - = Austritt eiweißhaltiger Flüssigkeit, →Exsudat

Extinktion, w, - = Absorption bestimmter Wellenlängen aus dem Licht, von (lat.) ex(s)tinguere, ex(s)tinctum = auslöschen

Extr., Abk. von (lat.) Extractum = Extrakt

extrakorporal = außerhalb des Körpers, von →Extra und (lat.) corpus = Körper, Leib

Extrakt, m, -(e)s = Auszug, von (lat.) extrahere, extractum = herausziehen

extrapyramidales System, s, -s = basale Stammganglien des Zwischen- und Mittelhirns; sie steuern die unwillkürlichen Körperbewegungen und den Muskeltonus

Extrasystole, w, - = auf einen ungewöhnlichen Reiz hin erfolgende, vorzeitige Kontraktion des Herzens außerhalb der normalen Herzschlagfolge, von (lat.) extra = außerhalb und →Systole

Extrinsic factor, m, -s = (engl.) Vitamin B_{12}; zusammen mit dem für die Resorption von Vitamin B_{12} notwendigen →Intrinsic factor behebt es die →perniziöse →Anämie

Exzision, w, -, Plural ...onen = Ausschneidung, von (lat.) excidere, excisum = herausschneiden

F

f., Abk. von fiat = (lat.) es werde ...

FAD, Abk. von *F*lavin-*A*denin-*D*inukleotid = →Koenzym wasserstoffübertragender Enzyme

Faex = (lat.) Hefe

Faszikel, m, -s = kleines Bündel von Muskel- oder Nervenfasern, von gleichbedeutend (lat.) fasciculus = kleines Bündel, fascis = Bündel

faszikulär = mit Muskel- oder Nervenbündeln zusammenhängend, →Faszikel

Fax, s, - oder -es = Fernkopierer von (lat.) facere = machen und →similis

Fäzes (Plural) = Kot, Stuhl, von (lat.) faex, faecis = Bodensatz, Hefe

fazial = im (zum) Gesicht, von (lat.) facies = Gesicht, z. B. in Fazialislähmung

Febris, w, - = 1) Fieber; 2) i. weiteren S. auch: mit Fieber verbundene Erkrankung, von gleichbedeutend (lat.) febris, daher auch das deutsche Wort Fieber

feed back = Rückkoppelung, von (engl.) to feed = füttern und back = zurück

Fel, s, - = Galle, von gleichbedeutend (lat.) fel

Femina = (lat.) Frau

Femur, s, -s = Oberschenkelknochen, von (lat.) femur = Oberschenkel

...fer = Suffix von gleichbedeutend (lat.) ferre = tragen, bringen, z. B. in Somnifer®

Ferment, s, -(e)s, = →Enzym, von (lat.) fermentum = Sauerteig, Malzbier, Gärstoff

Fetalzeit, w, - = Zeit der Fetalentwicklung zwischen Anfang des 4. Monats und der Geburt, →Fetus

fertil = fruchtbar, von gleichbedeutend (lat.) fertilis, Gegensatz: steril

Fetus, m, -, eingedeutscht auch -sses, Plural ...ten = Leibesfrucht nach dem 3. Monat, von (lat.) fetus = das Gezeugte, die Leibesfrucht, →Embryo

Fibrille, w, - = Fäserchen, Verkleinerungsform von (lat.) fibra = (Muskel-, Nerven-)Faser

Fibrom, s, -s = gutartige Bindegewebsgeschwulst, von (lat.) fibra = Faser und →...om

Fibrose, w, - = Bindegewebsvermehrung, von (lat.) fibra = Faser und →...ose

Fibula, w, -, Plural ...lae = Wadenbein, von (lat.) fibula = Heftnadel, Spange

Filarie, w, - = in den Tropen vorkommender Fadenwurm, von →Filum

Filum = (lat.) Faden, z. B. in Filament, Filum Bombycis

Finne, w, - = biologisch: Entwicklungsstadium (Larve) vieler Bandwürmer; med.: durch Drüsenverstopfung entzündeter Mitesser, von mittelhochdtsch. vinne, pfinne = Nagel

FIP, Abk. von *F*édération *I*nternationale *P*harmaceutique

Fissur, w, - = Spalte, Furche, Schrunde, von (lat.) fissura = Spalt, Einschnitt

Fistel, w, - = durch Gewebszerfall entstandener oder operativ angelegter röhrenförmiger Gang, der von einem Hohlorgan ausgeht und an der Körperoberfläche mündet, von (lat.) fistula = (Wasserleitungs-)Rohr

Flagellaten (Plural) = „Geißelträger", Klasse der Einzeller mit Fortbewegungsgeißeln, von (lat.) flagellum = Peitsche

Flatulenz, w, - = Blähsucht, vermehrte Gasbildung im Magen oder Darm, von (lat.) flagellum = Peitsche

flav., Abk. von (lat.) flavus = gelb

flavus = (lat.) gelb, z. B. in Flavonoide

Flos = (lat.) Blume, Blüte, z. B. in Floristik, Darmflora

fluid., Abk. von (lat.) fluidus = flüssig

fluidus = (lat.) flüssig, z. B. in Fluidextrakt

Fluor, med.: m, -s, chem.: s, -s = med.: Ausfluß aus den weiblichen Geschlechtsteilen; chem.: Fluor (F), von (lat.) fluor = der Fluß

Flush, m, -s = Hitzewallung mit Hautrötung, von (engl.) flush = erröten

foetidus = (lat.) stinkend

Folium = (lat.) Blatt, z. B. in Folsäure, zuerst aus Spinatblättern gewonnen

Folliculus = (lat.) kleiner Balg, Schlauch, → Follikel

Follikel, m, -s = 1) Bläschen, kleiner Schlauch, Säckchen (z. B. Haarfollikel); 2) Zellhülle des gereiften Eies im Eierstock, von (lat.) folliculus = Schlauch

Fontanelle, w, - = Knochenlücke am Schädel Neugeborener, Verkleinerungsform von (lat.) fons = die Quelle, fontanus = zur Quelle gehörend, gleichbedeutend mit (frz.) fontanelle

Foramen, s, -s = Loch, Öffnung, von gleichbedeutend (lat.) foramen

forensisch = gerichtlich, von (lat.) forensis = zum Markt gehörig, für die Öffentlichkeit bestimmt, z. B. forensische Medizin = Gerichtsmedizin

Formatio reticularis, w, - = netzartig verknüpftes Nervengewebe im Rauten-, Mittel- und Zwischenhirn; es setzt hirnwärts geleitete Impulse zu organgerichteten um, von (lat.) formare = bilden, formen, (lat.) reticulum = kleines Netz und → ...aris

fort., Abk. von (lat.) fortis, forte = stark (wirkend)

forte = (lat.) stark, z. B. in Fortecortin®

Fötus = → Fetus

Fraktion, w, - = chem.: aus einem Stoffgemisch durch Trenn- oder Reinigungsverfahren isolierter Stoff, von (lat.) frangere, fractus = brechen, zerbrechen

Fraktur, w, - = (Knochen-)Bruch, von (lat.) fractura = das Zerbrechen

Frauenjahr = 12 Anwendungsmonate = Zeitspanne, in der es trotz Anwenden empfängnisverhütender Mittel zu

Schwangerschaften kam, Produkt aus der Anzahl anwendender Frauen und den Anwendungsjahren

Frigen, s, -s = Kältemittel, Treibgas, von (lat.) frigidus = kalt und →...gen

Frigidität, w, - = Gefühlskälte, krankhaftes Unvermögen zur vollen geschlechtlichen Hingabe, von (lat.) frigidus = kalt

Frontalebene, w, - = parallel zur Stirn verlaufende Ebene, von (lat.) frons, frontis = Stirn

Fruct., Abk. von (lat.) Fructus = Frucht, Früchte

Fructus = (lat.) die Frucht

FSH, Abk. von *f*ollikelstimulierendes *H*ormon, →Follikel

FST-Komplex, Abk. von *F*ließregulierungs-, *S*chmier- und *T*rennmittelgemisch zur Tablettierung

Fucus = (lat.) Tang

fumans = rauchend, von (lat.) fumare = rauchen

fungistatisch = Pilzwachstum verhütend, von (lat.) fungus = Pilz und (griech.) stasis = das Feststehen

Fungizid, s, -(e)s, auch als Adjektiv = pilztötendes Mittel, von (lat.) fungus = Pilz und caedere = töten

Fungus, m, -, Plural ...gi = med.: schwammige Geschwulst, Wucherung; biologisch: Pilz, von (lat.) fungus = Pilz

Furunkel, m, - = tiefreichende, akuteitrige Entzündung, von (lat.) furunculus = kleiner Dieb, Spitzbube

G

Galaktorrhoe, w, - = Milchabsonderung, die in den Stillpausen oder auch ohne Wochenbett eintritt, von (griech.) gala, Genitiv galaktos = Milch und (griech.) rhein = fließen

Galenik, w, - = Lehre von der Arzneiformung, Pharmazeutische Technologie, nach dem altgriech. Arzt Galen (129–199 nach Christus)

Gameto... = Bestimmungswort mit der Bedeutung die Fortpflanzung betreffend, von (griech.) gamein = heiraten

Gametophyt, m, -en = Pflanze, die sich durch veschiedengeschlechtliche Keimzellen (Gameten) fortpflanzt, von (griech.) gamein = heiraten und (griech.) phyton = das Gewächs

Ganglion, s, -s, Plural ...ien = Nervenknoten, Verbindungsstelle mehrerer Nervenstränge, in der die Reizübertragung stattfindet, von (griech.) gagglion = Geschwulst, da die „Nervenbahn" hier verdickt ist

Ganglioplegikum, s, –, Plural ...ka = Ganglienblocker, Stoff, der die Reizübertragung in den Ganglien lähmt, von →Ganglion und (griech.) plege = Stoß, Schlag

Gangrän, w, – oder s, -s = Brand, →Nekrose des Gewebes, von (griech.) gaggraina = fressendes Geschwür

Gaster, w, - = (griech.) Magen

Gastrektomie, w, - = operative Magenentfernung, von →Gaster und →Ektomie

Gastritis, w, -, Plural ...itiden = Magenschleimhautentzündung, von →Gaster und →...itis

Gastro..., vor Selbstlauten meist Gastr... = Bestimmungswort mit der Bedeutung Magen, Bauch, bauchig, von →Gaster, z. B. in gastrointestinal

Gastroenteritis, w, -, Plural ...itiden = Magen-Darm-Entzündung, von →Gaster, →Entero... und →...itis

gastrointestinal = Magen und Darm betreffend, von →Gastro... und →Intestinum

GC, Abk. von *G*as*c*hromatographie

Gel, s, -s = bikohärentes System aus einer festen und einer flüssigen Phase, Kurzwort aus Gelatine, von (lat.) gelare = gefrieren machen, zum Erstarren bringen

Gen, s, -s = Erbfaktor, von (griech.) genos = Gattung, Geschlecht, Nachkommenschaft

...gen = Suffix mit der Bedeutung Geburt, Ursprung, Abstammung, erzeugend, bildend, von (griech.) -gennao = hervorbringend, verursachend, bzw. von (griech.) genos = Geburt, Ursprung. Die griechisch/lateinische Wortwurzel „gen" wird sowohl zu Wortbildungen mit aktiver (erzeugen), als auch zu solchen mit passiver Bedeutung (erzeugt werden) verwendet: endogen (aktiv), pathogen (passiv)

Genese, w, - = Entstehung, Entwicklung (einer Krankheit, Entwicklungsgeschichte), von (griech.) genesis = Erzeugung, Entstehung

Genital, s, -s, Plural ...talien = Geschlechtsorgan, von (lat.) genitalis = zur Erzeugung, Geburt gehörend

Genotyp, m, -s = Gesamtheit der durch die Erbanlagen gegebenen Merkmale, im Gegensatz zur individuellen Ausprägung (→Phänotyp), von (griech.) genos = Geschlecht, Gattung, Nachkommenschaft, und (griech.) typos = Gepräge, Muster

genuin = angeboren, erblich, ursprünglich, eigentlich, von (lat.) genuinus = angeboren, Genus = Geschlecht, Geburt, Abstammung

Geriatrie, w, - = „Altersheilkunde", Zweig der Medizin, der sich mit den Krankheiten des alternden und alten Menschen befaßt, von (griech.) geron = Greis und iatros = Arzt

Geriatrikum, s, -s, Plural ...ka = Mittel zum Behandeln der Altersbeschwerden und Alterskrankheiten, von (griech.) geron = Greis und iatros = Arzt

Geronto... = Bestimmungswort mit der Bedeutung mit dem Alter ..., von (griech.) geron = Greis

Gerontologie, w, - = Lehre von den Alterungsvorgängen und vom unterschiedlichen Krankheitsverlauf in den verschiedenen Lebensaltern, von (griech.) geron = Greis und →...logie

Gestagen, s, -s = weibliches Keimdrüsenhormon des →coprus luteum, von (lat.) gestare = tragen und →...gen

Gestose, w, - = durch Schwangerschaft ausgelöste oder begünstigte Stoffwechselentgleisung, Kurzwort aus Gestationstoxikose, Gestation = →Gravidität

Gingiva, w, - = Zahnfleisch, von gleichbedeutend (lat.) gingiva

glandotrop = auf die Drüse(n) gerichtet, - einwirkend, von →Glandula und →...trop

Glandula, w, - = (lat.) Drüse

glandulär = zu einer Drüse gehörend, →Glandula

Glans, w, - = (lat.) gleichbedeutend Eichel

Glaukom, s, -s = „grüner Star", Augenkrankheit, die durch erhöhten Augeninnendruck zur Schädigung des Sehnervs und der Netzhaut (bis zur Erblindung) führt, von (griech.) glaukos = bläulich

Glia, w, - = Kurzbezeichnung für →Neuroglia

Globin, s, -s = Eiweißanteil des →Hämoglobins, von (lat.) globus = Kugel (wegen seiner Raumgestalt)

Globulus, m, -, Plural ...li = Vaginalkugel, (Streu-)Kügelchen in der Homöopathie, Verkleinerungsform von (lat.) globus = Kugel

Glomerulonephritis, w, - = Nierenentzündung, die besonders die Glomerula befällt, →Glomerulum, →Nephro... und →...itis

Glomerulum, s, -s = 1) allgemeines Gefäßknäuel; 2) Filtrationseinheit in der Niere, von (lat.) glomus = das Knäuel und →...ulus, -a, -um

Glomus, s, - = Knäuel, Knoten (Teilungsgebiet), von (lat.) glomus = Knäuel, Knoten

Glottis, w, -, Plural ...ides = Stimmapparat, Stimmritze im Kehlkopf, von (griech.) glottis = Flötenmundstück, später Stimmritzenkörper des Kehlkopfs

Glucosurie, w, - = Ausscheidung von Glucose im Urin, von (griech.) glykys = süß und →...urie

Glyko..., vor Selbstlauten auch Glyk... = Bestimmungswort mit der Bedeutung süß, Zucker..., von (griech.) glykys = süß, z. B. in Glykogen, Glykämie

Glykogen, s, -s = hochmolekularer Kohlenhydrat-Reservestoff, besonders der Leber, von (griech.) glykys = süß und →...gen

Glykolyse, w, - = anaerober Abbau des Glucose-6-phosphats über Pyruvat zu Lactat oder zu Alkohol (durch Hefe), von (griech.) glykys = süß und →Lyse

Glykosid, s, -(e)s = Verbindung aus Zuckern mit Alkoholen oder Phenolen (→Aglykon), oft in Pflanzen, von (griech.) glykys = süß und →...id

GMP, Abk. von *G*ood *M*anufacturing *P*ractice, Grundregeln der →WHO für die Herstellung von Arzneimitteln und die Sicherung ihrer Qualität. Sie betreffen Personal, Gebäude, technische Ausrüstung, Hygiene, Ausgangsmaterialien, Herstellungsvorgang, Etikettierung, Verpackung u. a.

...go = Suffix mit der Bedeutung 1) Ähnlichkeit; 2) Krankheitszustand, z. B. in Mucilago, Vertigo

GOD, Abk. von *G*lucose-*O*xidase, Enzym zur Blutzuckerbestimmung (mit Peroxidase, POD)

Gonaden (Plural) = Geschlechtsdrüsen, von (griech.) gone = Erzeugung, Nachkommenschaft, Geschlecht

gonadotrop = auf die Geschlechtsdrüsen wirkend, von →Gonaden und →...trop

Gono... = Bestimmungswort mit der Bedeutung Samen..., →Gonaden

Gonorrhoe, w, -, (gesprochen ...rö) = Tripper, von Neisseria gonorrhoeae hervorgerufene Geschlechtskrankheit, von (griech.) gonorrhoia = Samenfluß

GOT, Abk. von *G*lutamat-*O*xalacetat-*T*ransaminase, ein zellgebundenes Enzym in Leber und Herzmuskel, findet sich bei Gewebsschädigung und Zelluntergang auch im Serum (z. B. bei einem frischen Herzinfarkt); in kleinen Mengen kommt es auch durch Zellregeneration im Serum vor

GPT, Abk. von *G*lutamat-*P*yruvat-*T*ransaminase, ein zellgebundenes Enzym in Leber und Herzmuskel; bei Gewebsschädigung und Zelluntergang kommt es auch im Serum vor (z. B. bei Hepatitis stark erhöht); in kleinen Mengen kommt es durch Zellregeneration im Serum vor

Gram-Färbung = Färbemethode und Unterscheidungskriterium für Bakterien: Färben mit Kristallviolett und Iod. Mit Ethanol entfärben sich die gramnegativen Bakterien, nach dem dänischen Bakteriologen H. C. J. Gram (1853–1938)

...gramm = Bestimmungswort mit der Bedeutung Geschriebenes, graphisch Aufgezeichnetes, Sinneseindruck, von (griech.) gramma = Geschriebenes, Buchstabe, Dokument u. a., z. B. in Enzephalogramm, Engramm

Grana (Plural) = Bereiche in Chloroplasten, in denen Chlorophyll angereichert vorkommt, Stapel flacher Zisternen (Thylakoide), →Granulum

Grand mal, s, - = großer Anfall bei →Epilepsie, von gleichbedeutend (frz.) grand mal

Granulat, s, -(e)s = in größere Partikeln übergeführtes Pulver, →Granulum

Granulation, w, - = med.: Körnelung an der Oberfläche einer zellreichen, weichen Gewebsneubildung (Granulationsgewebe); pharm.: Herstellen eines Granulats, →Granulat

Granulom, s, -s = geschwulstartige Wucherung von Granulationsgewebe, von →Granulation und →...om

Granulozyt, m, -en = Leukozyt mit färbbaren Zellplasmakörnchen. Er dient der Infektionsabwehr, von →Granulum und →...zyt

Granulum = (lat.) Körnchen, z. B. in Granulom, granulieren

...graph = Bestimmungswort mit der Bedeutung Gerät zum Aufzeichnen, von (griech.) graphein = schreiben, aufzeichnen

Gravidität, w, - = Schwangerschaft, von (lat.) gravidus = beschwert

gravid(e) = schwanger

Gravimetrie, w, - = Methode der Gewichtsanalyse. Es werden definierte, wägbare Niederschläge gebildet, von (lat.) gravis = schwer und →...meter

gross., Abk. von (lat.) grossus = grob

grossus = (lat.) grob, z. B. in Pulvis grossus

gtt., Abk. von guttas, Akkusativ Plural von (lat.) gutta = Tropfen

Guthrie-Test = Methode zum Nachweis von Phenylalanin im Blut von Säuglingen, mit dem Ziel, die heilbare Phenylketonurie zu erkennen; bakteriologischer Test mit Bacillus subtilis nach dem zeitgenössischen amerikanischen Pädiater R. Guthrie

Gutta = (lat.) Tropfen

Guttapercha, w oder s, -s = kautschukähnliches Produkt aus dem Milchsaft von Palaquiumarten, ein all-trans-1,4-Polyisopren, von malaiisch getah = Gummi und percha = Baum

Guttur = (lat.) Kehle, z. B. in guttural

Gymnosperme, w, - = „nacktsamige Pflanze". Zu den Gymnospermen gehören u. a. alle Nadelhölzer, von (griech.) gymnos = entblößt

Gynäko..., auch Gyno..., vor Selbstlauten Gyn... = Bestimmungswort mit der Bedeutung Frau..., von (griech.) gyne = Frau

Gynäkologie, w, - = Frauenheilkunde einschließlich Geburtshilfe, von →Gynäko... und →...logie

Gyrus, m, -, Plural ...ri = anatomische Bezeichnung für Gehirnwindung, von (griech.) gyros = Kreis

H

HAB = *H*omöopathisches *A*rzneibuch. Das HAB 1934 war ursprünglich das Homöopathische Arzneibuch von Dr. Wilmar Schwabe, ein fabrikinternes, später nach der Apothekenbetriebsordnung vorgeschriebenes, aber gesetzlich nicht verbindliches Buch

habituell = gewohnheitsmäßig, oft wiederkehrend, von (lat.) habitus = äußere Erscheinung, Körperbeschaffenheit (als Ursache der Wiederholung)

Habitus, m, - = äußere Erscheinung, Körperbeschaffenheit, von gleichbedeutend (lat.) habitus

Half change-Methode = In vitro-Freigabemethode für Arzneimittel mit verlängerter Wirkung: Es wird die Magen-Darm-Passage des Arzneimittels durch fortgesetzten Ersatz der Hälfte des künstlichen Magensafts durch künstlichen Darmsaft nachgeahmt, von (engl.) half = halb und change = Wechsel

Halluzination, w, - = Sinnestäuschung, Wahrnehmung ohne Augenreiz, von (lat.) alucinari = ins Blaue reden, faseln

Halluzinogen, s, -s = auf das Zentralnervensystem und die Psyche wirkende Substanz, die meist ohne Bewußtseinstrübung psychoseähnliche Zustände hervorruft (z. B. LSD, Mescalin, Psylocybin, Cannabisstoffe), →Halluzination und →...gen

Halo, m, -(s) = physikalisch: Ring (um Sonne, Mond); med.: 1) Ring um die Augen; 2) Warzenhof; 3) roter Saum um die Pockenpustel, von (griech.) halos = (Rund-)Tenne, Getreide

Halogen, s, -s = „Salzbildner", Element der 7. Gruppe des Periodensystems, von (griech.) halos = Salz (im Unterschied zu halos!) und →...gen

Hämato..., vor Selbstlauten meist Hämat... = Bestimmungswort mit der Bedeutung Blut..., von (griech.) haima = Blut

hämatogen = 1) aus dem Blut stammend; 2) blutbildend, von →Hämato... und →...gen

Hämatokrit-Wert, m, -s = prozentualer Volumenanteil der Erythrozyten im Blut, von →Hämato... und (griech.) krinein = trennen

Hämatom, s, -s = Bluterguß, von →Hämato... und →...om

Hämaturie, w, - = Ausscheidung nicht zerfallener Erythrozyten mit dem Urin, von →Hämato... und →...urie

Hämoglobin, s, -s = roter „Blutfarbstoff", bestehend aus dem eisenhaltigen Nichteiweißteil Häm und dem Eiweiß Globin, von →Hämato... und →Globin

Hämodialyse, w, - = Verfahren zur Eliminierung harnpflichtiger Stoffe, →Hämato... und →Dialyse

Hämolyse, w, - = Auflösung (Zerstörung) der roten Blutkörperchen, von →Hämato... und →...lyse

Hämophilie, w, - = Bluterkrankheit, rezessiv durch das X-Chromosom vererbte Gerinnungsunfähigkeit des Blutes, →Hämato..., von (griech.) philos = Freund

Hämorrhagie, w, - = starke Blutung (in das Gewebe oder an die Oberfläche), von (griech.) haimorrhagia = Blutsturz

Hämorrhoide, w, - = krampfaderähnliche, meist von entzündlichem Gewebe umgebene, knotenförmige Erweiterung des Venengeflechts im unteren Mastdarm und am After, von (griech.) haimorrhoia = Blutfluß

Hämostyptikum, s, -s, Plural ...ka = blutstillendes Mittel, von →Hämato... und (griech.) styphein = zusammenziehen

haploid = den einfachen Chromosomensatz enthaltend, →diploid, von (griech.) haplous = einfach

Hapten, s, -s, = Halbantigen, einfache chemische Verbindung, die für die Spezifität des →Antigens verantwortlich ist, von (griech.) haptein = haften, anfassen, ergreifen

Hb, Abk. von →Hämoglobin

HCG, Abk. von Human Chorionic Gonadotropin = Choriongonadotropin, ein aus dem Harn gewonnenes, mit dem Hypophysenhormon →ICSH nicht identisches Hormon. Seine Ausscheidung wird zum Schwangerschaftsnachweis benutzt

HCH, auch HCC, Abk. von Hexachlorcyclohexan, γ-Isomeres = Lindan®

HDL, Abk. von High density lipoprotein, →Lipoproteine

Head space = Analysentechnik, bei der die Probe aus dem Gasraum über der Flüssigkeit entnommen wird, z.B. bei Parfüms und der Blutalkoholbestimmung, von (engl.) head = Kopf und space = Raum

HeLa-Zellen = Zellen aus dem ungewöhnlich stark wachsenden Gebärmutterhalskrebs der Amerikanerin Helen Lane. Sie werden für die Viruszüchtung und zum Prüfen eines →Zytostatikums benutzt.

Helix, w, -, Plural ...lices = med.: der umgebogene Rand der Ohrmuschel; biochem.: spiralig angeordnetes Molekül, z.B. in Nukleotiden, Gelatine u.a., von (griech.) helix = Spirale, Schraube

Helminthe, w, - = Sammelbezeichnung für alle in den Eingeweiden von Mensch und Tier schmarotzenden Würmer, von (griech.) helmi(n)s = Wurm

Hemi... = Präfix mit der Bedeutung halb, von (griech.) hemisys = halb, z.B. in →Hemikranie

Hemihydrat, s, -es = Verbindung, die mit einem halben Mol Kristallwasser kristallisiert, →Hemi... und →Hydrat

Hemikranie, w, - = →Migräne, von (griech.) hemikrania = einseitiger Kopfschmerz

Hemizellulosen (Plural) = Gemisch verschiedener Polysaccharide, Pentosane, Hexosane. Wichtigster Stoff: Xylan, von →Hemi... und Zellulose

Henle-Schleife = U-förmiger Abschnitt des Nierenkanälchens. Es besteht aus einem aufsteigenden und einem absteigenden Schenkel; Teil des →Nephrons, nach dem dtsch. Anatomen F. G. J. Henle (1809–1885)

Hepar... = Bestimmungswort mit der Bedeutung Leber..., von (griech.) hepar = Leber

Hepatitis, w, -, Plural ...titiden = Leberentzündung, von →Hepar... und →...itis

Hepato... = Bestimmungswort mit der Bedeutung Leber..., →Hepar...

hepatogen = 1) in der Leber gebildet; 2) von der Leber ausgehend, von →Hepar... und →...gen

Hepatose, w, - = chronische, nicht entzündliche, degenerative Lebererkrankung mit funktionellen Störungen, von →Hepar... und →...ose

Herb., Abk. von (lat.) Herba = Kraut

Herba = (lat.) Kraut

Hermaphrodit, m, -en = Zwitter, Individuum mit männlichen und weiblichen primären und sekundären Geschlechtsmerkmalen, von (griech.) hermaphroditos = Zwitter, ursprünglich Name des zwittrigen Kindes von Hermes und Aphrodite

Hernie, w, -, (gesprochen ...ni-e) = Eingeweide-)Bruch: Heraustreten von Teilen eines Organs oder Gewebes durch eine nicht vorgebildete, abnorme Körperöffnung in eine von Haut bedeckte Ausstülpung, von (lat.) hernia = Bruch

Herpes, m, - = entzündliche Hauterkrankung, von (griech.) herpes = schleichender Schaden

Herpes zoster = Zoster = „Gürtelrose", akute Viruserkrankung der Spinal- und Interkostalganglien mit Ausbildung zahlreicher entzündlicher Hautbläschen in den den Ganglien zugeordneten Körperregionen (z. B. in der Gürtelgegend), von →Herpes und (griech.) zoster = Gürtel

Herzblock = völlige Unterbrechung der Erregungsleitung zwischen Vorhöfen und Kammern des Herzens, so daß beide unabhängig voneinander schlagen

Herzinfarkt = Untergang eines Gewebebezirkes des Herzens nach schlagartiger Unterbrechung der Blutzufuhr in den Herzkranzgefäßen infolge →Thrombose, Embolie, Koronarsklerose oder -stenose, von (lat.) infarcire = hineinstopfen

Hetero..., vor Selbstlauten auch Heter... = Bestimmungswort mit der Bedeutung anders, fremd, abweichend, ungleich, verschieden, von (griech.) heteros = der Andere, anders, z. B. in heterogen

heterogen = ungleichartige Teile enthaltend, von →Hetero... und →...gen

heterotop = an atypischer Stelle vorkommend oder enstehend, von →Hetero... und (griech.) topos = Ort

heterotroph = die Nährstoffe anderer Pflanzen verwertend (Gegensatz: →autotroph), von →Hetero... und →...trophie

HF, Abk. von *H*och*f*requenz (10 kHz–ca. 300 MHz)

HGF, Abk. von *H*yper*g*lykämischer *F*aktor = Glucagon

HHL, Abk. von 1) *H*ypophysen*h*inter-*l*appen (-Hormone: Vasopressin, Oxytocin); 2) *H*inter*h*aupt*l*age

Hilus, m, -, Plural Hili = Ein- oder Austrittstelle von Gefäßen, Nerven oder Ausführungsgängen an der Organoberfläche, von (lat.) hilum = kleines Ding

Hippocampus, m, -, Plural ...pi = halbmondförmiger Längswulst am Unterhorn des Seitenventrikels im Gehirn; er beeinflußt die endokrinen Drüsen, Eingeweide u. Emotionen; wichtiges Organ für die längerfristige Speicherung von Gedächtnisinhalten. Außerdem kommt ihm bei epileptischen Anfällen wegen seiner geringen Reizschwelle für Krampfentladungen Bedeutung zu, von (griech.) hippokampos = Seepferd

Hirsutismus, m - = verstärkte Sexual-, Körper- und Gesichtsbehaarung bei Frauen, von (lat.) hirsutus = struppig, stachelig

Hirudo, w, -, Plural ..dines = (lat.) Blutegel, z. B. in Hirudoid®

Histamin, s, -s = Gewebshormon. Es wirkt gefäßerweiternd, die Magensekretion anregend, von →Histo... und Amin

Histo..., vor Selbstlauten meist Hist... = Bestimmungswort mit der Bedeutung Gewebe, von (griech.) histos = Webbaum, Gewebe

Histochemie, w, - = Lehre vom chemischen Aufbau der Gewebe und von den chemischen Vorgängen im Gewebe, von →Histo... und →Chemie

Histologie, w, - = Wissenschaft und Lehre vom normalen Feinbau der Körpergewebe, von →Histo... und →...logie

HIV, Abk. von *H*uman *I*mmune Deficiency *V*irus, →AIDS

HLB-System/Wert = *h*ydrophilic *l*ipophilic *b*alance-System, von Griffin 1950/1954 vorgeschlagene Skala zur Einteilung der Emulgatoren. HLB = $20(1-M_1/M_2)$. Dabei ist M_1 die Molmasse des hydrophoben Anteils des Moleküls und M_2 die Gesamtmolmasse

Hodgkin-Krankheit = →Lymphogranulomatose, nach dem engl. Internisten Thomas Hodgkin (1798–1866)

Holoenzym, s, -s = Verbindung des →Apoenzyms (Eiweißanteil) mit dem →Koenzym (Nichteiweißanteil) zum Gesamtenzym, von (griech.) holos = ganz und →Enzym

Homo..., vor Selbstlauten meist Hom... = Bestimmungswort mit der Bedeutung gleich, gleichartig, von (griech.) homos = gleich, gemeinsam, z. B. in homogen

homogen = einheitlich, aus dem gleichen Stoff, aus gleichen Teilen bestehend, von →Homo... und →...gen

homolog = med./biologisch: in Bau und Funktion übereinstimmend; biologisch: entwicklungsgeschichtlich gleichen Ursprungs; chem.: ähnlich gebaut, von (griech.) homologos = übereinstimmend, entsprechend

Homolyse, w, - = Spaltung einer (unpolaren) C-C Bindung unter Bildung freier Radikale, von →Homo... und →...lyse

Homöo... = Bestimmungswort mit der Bedeutung gleichartig, ähnlich, von gleichbedeutend (griech.) homoios, z. B. in Homöopathie

Homöopathie, w, - = von Samuel Hahnemann (1755–1843) begründetes medizinisches Heilverfahren, das kleinste Mengen solcher Stoffe anwendet, die in größeren Konzentrationen am Gesunden Symptome hervorrufen, die der zu behandelnden Krankheit ähnlich sind. Gegensatz: →Allopathie, von →Homöo... und →....pathie

homöopolar = geringe Polarität einer Atombindung, von →Homöo... und Pol

Homöostase, w, - = Selbstregulation eines biologischen Systems, von →Homöo... und →...stase

homozygot = mit gleichen Erbanlagen versehen, reinerbig, von →Homo... und (griech.) zygon = Verbindung, Joch

Hormon, s, -s = von innersekretorischen Drüsen gebildeter Stoff, der in den Blutstrom abgegeben wird, spezifisch auf bestimmte Organe einwirkt und deren Funktion regelt, von (griech.) horman = erregen, antreiben

hortensis = Garten..., von (lat.) hortensis = zum Garten gehörig

Hospitalismus, m, - = 1) körperliche oder seelische Veränderungen durch einen längeren Krankenhausaufenthalt; 2) Infektionen von Patienten durch im Krankenhaus verbreitete Erreger, die gegen die üblichen Antibiotika resistent sind

HPLC, Abk. von *H*igh *p*ressure *l*iquid *c*hromatography = Hochdruckflüssigkeitschromatographie

humoral = 1) die Körperflüssigkeiten betreffend; 2) auf dem Blut- oder Lymphweg verbreitet (Gegensatz: nervös gesteuert), von (lat.) (h)umor = Feuchtigkeit, Flüssigkeit

H. V., Abk. von *H*and*v*erkauf

HVL, Abk. von *H*ypophysen*v*order*l*appen (-Hormone: adrenokortikotropes- (ACTH), thyreotropes- (TSH), somatotropes- (STH), follikelstimulierendes- (FSH), interstitialzellenstimulierendes- (ICSH), luteotropes H. (LTH))

Hybride, w, -, auch m, -en = biologisch: aus einer Kreuzung zwischen artverschiedenen Eltern hervorgegangenes Individuum, Bastard, von (lat.) hibrida = Mischling

Hydragyrum, s, -s = Quecksilber, von (griech.) hydor = Wasser und (griech.) argyros = Silber

Hydrat, s, -s = Molekülverbindung mit Wasser, von (griech.) hydor = Wasser

Hydratation, w, - = molekulares Binden von Wasser, →Hydrat

Hydrierung, w, - = Einführung von Wasserstoff in eine chemische Verbindung, von →Hydro...

Hydro..., vor Selbstlauten meist Hydr... = Bestimmungswort mit der Bedeutung Wasser, →Hydrat

Hydrogenium, s, -s = Wasserstoff, von →Hydro.. und →...gen

Hydrolyse, w, - = Spaltung einer Verbindung durch Wasser, von →Hydro... und →...lyse

hydrophil = gern wasseraufnehmend, von →Hydro... und →...phil

hydrophob = wasserabstoßend, von →Hydro... und →...phob

Hydrops, m, -, **Hydropsie,** w, - = „Wassersucht", Ansammlung seröser Flüssigkeiten in Gewebe, Gelenken, Körperhöhlen (z. B. durch Herzschwäche), von (griech.) hydrops = Wassersucht

Hydrozephalus, m, -, Plural ...li = „Wasserkopf", abnorm vergrößerter Schädel durch Ansammlung von Zerebrospinalflüssigkeit (durch intrauterine Entwicklungsstörung oder Gehirnmißbildung), von →Hydro... und (griech.) kephale = Kopf

Hygro... = Bestimmungswort mit der Bedeutung Feuchtigkeit, von (griech.) hygros = feucht, naß, z. B. in hygroskopisch

Hygrometer, s, -s = Gerät zur Feuchtemessung in Gasen, von →Hygro... und →...meter

hygroskopisch = wasseranziehend, von →Hygro... und (griech.) skopein = zielgerichtet auf etwas schauen

Hyper... = Präfix mit der Bedeutung über(mäßig), über ... hinaus, von gleichbedeutend (griech.) hyper, z. B. in →Hypertonie

Hyperämie, w, - = erhöhte Durchblutung in Organen, von →Hyper... und →...ämie

hyperämisierend = erhöhte Durchblutung bewirkend, →Hyperämie

Hyperazidität, w, - = übermäßiger Säuregehalt (z. B. des Magens), von →Hyper... und →Acidum

Hypercalcämie, w, - = erhöhter Blutcalciumspiegel, von →Hyper..., Calcium und →...ämie

Hyperemesis, w, - = häufiges, heftiges Erbrechen, von →hyper... und →Emesis

Hyperglykämie, w, - = erhöhter Blutzuckergehalt, von →Hyper..., →Glyko... und →...ämie

Hyperhidrose, w, - = übermäßige Schweißabsonderung, von →Hyper... und (griech.) hidros = Schweiß

Hyperkaliämie, w, - = erhöhter Kaliumgehalt des Blutes, von →Hyper..., Kalium und →...ämie

Hyperkinese, w, - = motorischer Reizzustand mit Muskelzuckungen, Überschußbewegungen, von →Hyper... und (griech.) kinein = bewegen

Hyperlipidämie, w, -, auch Hyperlipämie = Vermehrte Blutlipide, →Hyper..., →Lipo... und →...ämie

Hyperthyreose, w, -, = **Hyperthyreoidie,** w, - = Überfunktion der Schilddrüse mit gesteigerten Stoffwechselvorgängen, →Basedow-Krankheit, von →Hyper... und Glandula thyroidea = Schilddrüse

Hypertonie, w, - = med.: 1) Bluthochdruck; 2) erhöhte Muskelspannung; 3) erhöhter Augeninnendruck; pharm.: osmotischer Druck oberhalb des physiologischen Wertes, von →Hyper... und →Tonus

Hypertrophie, w, - = übermäßige Größenzunahme von Geweben und Organen infolge Vergrößerung der Zellen, von →Hyper... und (griech.) trophe = Ernährung

Hyperventilation, w, - = übermäßig gesteigerte Atmung, von →Hyper... und →Ventilation

Hypnotikum, s, -s, Plural ...ka = Stoff, der in geeigneter Dosierung einen dem physiologischen Schlaf ähnlichen Zustand herbeiführt (Schlafmittel), von (griech.) hypnos = Schlaf

Hypo..., vor Selbstlauten meist Hyp... = Präfix mit der Bedeutung unter(halb), darunter, auch: Unterfunktion, von (griech.) hypo = unter, unterhalb, z. B. in Hypophyse

Hypochonder, m, -s = eingebildeter Kranker, von (griech.) hypochondriakos = krank am Hypochondrium, (griech.) hypochondria = das unter dem Brustknorpel befindliche. Dieses umfaßte nach antiker Vorstellung alle Organe des Unterleibes, in denen die Gemütskrankheiten lokalisiert sind

Hypoglykämie, w, - = herabgesetzter Blutzuckergehalt, von →Hypo..., →Glyko... und →...ämie

Hypogonadismus, m, - = Keimdrüsenunterfunktion oder -unterentwicklung, →Hypo... und →Gonaden

Hypokotyl, s, -s = unterhalb der Keimblätter (Kotyledonen) gelegener Sproßteil, von →Hypo... und →Kotyledone (botanisch)

Hypomenorrhoe, w, - = zu schwache Regelblutung, →Hypo... und →Menorrhoe

Hypophyse, w, - = Hirnanhangdrüse. Sie steuert andere Organe, darunter mittels des somatotropen Hormons das Wachstum sämtlicher Organe, →HHL, →HVL, von →Hypo... und (griech.) phyesthai = wachsen

Hypophysektomie, w, - = operative Entfernung der Hirnanhangdrüse, →Hypophyse und →Ektomie

Hypoplasie, w, - = Unterentwicklung von Geweben und Organen, von →Hypo und (griech.) plassein = bilden, formen

Hypothyreose, w, -, **Hypothyreoidie,** w, - = Schilddrüsenunterfunktion, Verzögerung des Stoffwechsels, von →Hypo... und Glandula thyreoidea = Schilddrüse

Hypotonie, w, - = med.: 1) chronisch erniedrigter Blutdruck unter 100/60 mm Hg (= 133/88 hPa); 2) Abnahme des Muskeltonus; 3) krankhaft verminderter Augeninnendruck; pharm.: osmotischer Druck unterhalb des physiologischen Wertes, von →Hypo... und →Tonus

Hypoxie, w, - = Sauerstoffmangel im Gewebe, Kurzwort aus →Hypo... und →Oxygenium

hypsochrom = die Absorptionsmaxima zu kürzeren Wellenlängen verschiebend, Gegensatz: →bathochrom, von (griech.) hypsos = Höhe (zu höherer Frequenz) und (griech.) chroma = Farbe

Hysterie, w, - = nicht genau umschriebenes Krankheitsbild mit starken psychotischen Gemütserregungen und körperlichen Symptomen, von (griech.) hystera = Gebärmutter, denn in der Antike galt die Hysterie als typische Frauenkrankheit, die man auf krankhafte Veränderungen im Unterleib zurückführte

I

i. a., Abk. von *intraa*rteriell

...iase, ...iasis = Suffix mit der Bedeutung Krankheitszustand, -prozeß, z. B. in Elephantiasis

...iater, ...iatrie = Bestimmungswort mit der Bedeutung Arzt bzw. Heilkunde, von (griech.) iatreia = Heilen, Heilung

Ichthyose, w, - = Fischschuppenkrankheit, Hautleiden mit übermäßiger Trokkenheit, Abschuppung sowie abnormer Verhornung der Haut infolge veränderter oder fehlender Talg- und Schweißsekretion, von (griech.) ichthys = Fisch

...icus, -a, -um = Suffix mit der Bedeutung zugehörig zu ..., z. B. in lymphaticus

ICSH, Abk. von *I*nterstitial *c*ell *s*timulating *h*ormon, → HVL

...id = Suffix mit der Bedeutung ähnlich gestaltet, von ähnlicher Form, vergleichbar, gleichend, von (griech.) -eides = gestaltet, (griech.) eidos = Gestalt

Idio... = Bestimmungswort mit der Bedeutung eigen, selbst, eigentümlich von (griech.) idios = eigen, eigentümlich, besonders

Idiokrasie = Idiosynkrasie, w, - = abnorme Überempfindlichkeit gegen Substanzen, von (griech.) → Idio... und (syg)krasis = Vermischung

idiopathisch = selbständig, unabhängig von anderen Krankheiten entstanden, → Idio... und → ...pathie

Idiotie, w, - = angeborener oder durch Gehirnkrankheiten erworbener hochgradiger Schwachsinn, von (griech.) idiotes = Privatmann, der nur auf sich selbst konzentrierte, gewöhnliche Mensch, Nichtkenner, Laie, Stümper

I. E. (I. U.), Abk. von 1) *I*nternationale *E*inheit (*U*nit); 2) *I*mmunisierungs*e*inheit

Ig, Abk. von *I*mmunglobulin

Ikterus, m, - = 1) Gelbsucht infolge Leberkrankheit; 2) Gelbfärbung der Haut infolge reichlicher Karotinzufuhr, von (griech.) ikteros = Gelbsucht

Ile, s, -(s) = Körperregion zwischen Rippenbogen und Leiste, von (lat.) ile = Unterleib, Plural: Ilia = Gedärme, Weichen

Ileum, s, -s = Krummdarm, unterer, in den Dickdarm übergehender Abschnitt des Dünndarms, von → Ile und → Ileus

Ileus, m, - = Verengung oder Verschluß eines Darmabschnitts, von (griech.) eileos = Darmverschlingung. Die Entsprechung zu griech. eileos ist aber umstritten. Möglich ist auch, daß eileos die *natürliche* Verschlungenheit der Därme meint. Die Termini Ile, Ileus und Ileum verwerten mehrdeutiges etymologisches Gut terminologisch verengend

...illus, -a, -um = Suffix, Verkleinerungsform, z. B. in Fibrille

i. m., Abk. von *i*ntra *m*usculum = intramuskulär (injizieren)

Immobilisation, w, - = unbeweglich machen; med.: Ruhigstellen von Gliedern u. Gelenken; chem. Unbeweglichmachen von Stoffen durch z. B. chemisches Verknüpfen, von (lat.) immobilis = unbeweglich

immun = unempfänglich, von (lat.) immunis = befreit von..., ohne Beitrag

Immunantwort = Reaktion des Körpers auf ein Antigen, →immun

Immunoassay, m oder s, -s = Bestimmungsmethode für biologische Substanzen, bei der Antikörper und weitere Liganden verwendet werden (radioaktiv markierte Stoffe: →Radioimmunoassay, oder Enzyme: Enzymimmunoassay), von →immun und (engl.) assay = Prüfung

Immunsuppression, w, - = Abschwächen oder Unterdrücken der Immunreaktion, von →immun und (lat.) supprimere, suppressum = herunterdrücken, hemmen

Impetigo, w, -, Plural ...igines = Erkrankung der Haut mit charakteristischer Bläschen-, Pustel- oder Borkenbildung, von (lat.) impetigo = chronischer Ausschlag, Schorf

Implantat, s, -(e)s, **Implantation,** w, - = eingepflanztes Organ(stück), bzw. 1) Einpflanzen von Gewebe- oder Organteilen; 2) Einnisten der befruchteten Eizelle, von →In... und (lat.) planta = Gewächs, Pflanze

implizit = umgangssprachlich: eingeschlossen, enthalten; med.: in der Anlage vorhanden, embryonal angelegt, von (lat.) implicare, implicitum = hineinwickeln

Impotenz, w, - = Zeugungsunfähigkeit, von →In... und (lat.) potentia = Vermögen, Kraft

In..., vor l Il..., vor m, b und p Im..., vor r Ir... = Präfix mit der Bedeutung 1) in... hinein, z. B. in Impakt, von gleichbedeutend (lat.) in; 2) ohne, nicht, z. B. in Impotenz, von der verneinenden (lat.) Vorsilbe in...

Index, m, - oder -es, Plural ...xe od. ...izes = med.: (Plural ...dices) Zeigefinger; pharm.: Maßzahl für den Wirkungsgrad eines Stoffes (therapeutischer Index); allg.: Verzeichnis, Liste, Zeichen zur weiteren Unterscheidung, von (lat.) index = Anzeiger, Kennzeichen

indifferent = ohne spezifische Wirkung, von (lat.) indifferens = ohne Unterschied, gleichgültig

Indikation, w, - = (Heil-)Anzeige: Umstand oder Anzeichen, ein Heilmittel oder eine Therapie anzuwenden, von (lat.) indicare = anzeigen

Indikator, m, -s = Stoff, der durch eine chemische Veränderung das Stadium einer Reaktion anzeigt, von (lat.) indicare = anzeigen

Induced-fit-Theorie = Annahme der gegenseitigen, räumlichen Anpassung („induced fit") von →Substrat (Arzneistoff) und →Enzym (Rezeptor), aus dem Englischen

Induktion, w, - = Hervorrufen eines Prozesses (z. B. Wachstum, Differenzierung, Vermehren der Enzymaktivität), von (lat.) inductio = das Hineinführen

inf., Abk. von →inferior

Inf., Abk. von (lat.) Infusum = Aufguß oder →Infans

Infans, infantilis = (lat.) Kind bzw. kindlich

Infarkt, m, -(e)s = Absterben eines durch Endarterien versorgten Gewebestückes oder Organteils nach plötzlicher, andauernder Unterbrechung der Blutzufuhr, von (lat.) infarcire, infarsum = hineinstopfen

Infekt, m, -s, **Infektion,** w, - = Ansteckung durch Krankheitserreger, von (lat.) inficere, infectum = hineintun, anstecken

inferior = (lat.) der Untere, weiter unten gelegen

Infiltrat, s, -(e)s = in normales Gewebe eingegangener Fremdstoff, insbesondere krankheitserregende Zellen, Flüssigkeit, von →In... 1) und (mittellat.) filtrum = Filter

Infiltration, w, - = das Eindringen einer Substanz ins Gewebe, z. B. in Infiltrationsanästhesie = Betäubung durch Einspritzen eines Anästhetikums in das Körpergewebe, →Infiltrat

Inflammation, w, - = Entzündung, von (lat.) inflammare = an-, entzünden

Influenza, w, - = Grippe, von (lat.) influere = hineinfließen, sich einschleichen

Infra... = Präfix mit der Bedeutung unterhalb, jenseits von ..., von (lat.) infra = unterhalb, z. B. in Infrarot

Infrarot, s, -s, Abk.: IR = elektromagnetische Wellen mit Frequenzen unterhalb derer des sichtbaren Lichts, →Infra...

Infusion, w, - = Einleitung größerer Flüssigkeitsmengen in den Organismus (meist über die Blutwege), von (lat.) infundere, infusum = hineingießen

Infusum, s, -s = Aufguß, von (lat.) infundere, infusum = hineingießen

INH, Abk. von *Iso*n*ikotinsäureh*ydrazid

Inhalation, w, - = Einatmen von Heilmitteln in Form von Dämpfen oder feinzerstäubten Flüssigkeiten, von (lat.) inhalare, inhalatum = zuhauchen

Inhibition, w, - = Hemmung oder Unterdrückung der spezifischen Wirkung eines Stoffes, von (lat.) inhibere, inhibitum = anhalten, hemmen

Inj., Abk. von Injectio = Injektion

Injektion, w, - = 1) Einspritzen von Flüssigkeiten (med.: insbesondere von Heilmitteln zu therapeutischen oder diagnostischen Zwecken in den Körper); 2) starke Füllung und Sichtbarwerden der kleinsten Blutgefäße im Auge, von (lat.) iniecere, iniectum = hineinwerfen, einflößen

Inkompatibilität, w, - = Unverträglichkeit (von Medikamenten, Blutgruppen, Arznei- und Hilfsstoffen), von →In... 2) und →kompatibel

INN, Abk. von (engl.) *I*nternational *N*on Proprietary *N*ame, = International nicht wortgeschützter Name für Medikamente, „Freiname", Generic name. Diese Namen sollen weltweit benutzt werden, die Verwandtschaft mit gleichartig wirkenden Stoffen erkennen lassen und für möglichst viele Völker gut aussprechbar sein. Sie werden von Firmen oder Personen bei der →WHO eingereicht, dort geprüft und ggf. vorgeschlagen: prop.(osed) INN. Wird in den einzelnen Ländern kein Widerspruch erhoben, werden die Namen empfohlen: rec.(ommended) INN und in lateinischer, englischer und französischer Sprache veröffentlicht. Der Zusatz DCI bedeutet (lat.) *D*enominatio *C*ommunis *I*nternationalis = (frz.) Dénomination Commune Internationale

Innervation, w, - = 1) Weiterleitung der von Nerven aufgenommenen Reize an die Organe; 2) Versorgung eines Organs mit Nerven, von →In... 1) und →Nerv

inotrop = muskelwirksam, die Kontraktionsfähigkeit besonders des Herzmuskels beeinflussend, von (griech.) is, Genitiv inos = Muskel, Sehne, Nerv und →...trop

Insektizid, s, -(e)s = Insektenvernichtungsmittel, von Insekt und →...zid

Insertion, w, - = 1) Ansatzstelle eines Muskels bzw. der dazugehörenden Muskelsehne am Knochen; 2) Ansatzstelle der Nabelschnur am Mutterkuchen; 3) Einlegen eines Gegenstandes (z. B. eines Arzneimittels), von (lat.) inserere, insertum = einfügen

Instillation, w, - = tropfenweise Verabreichung von Flüssigkeiten unter die Haut, in die Blutbahn oder in Körperhöhlen, von (lat.) instillare = einträufeln

Insuffizienz, w, - = Funktionsschwäche eines Organs, von →In... 2) und (lat.) sufficere = genug sein

Insult, m, -(e)s = Anfall, von (lat.) insilire, insultum = in oder auf etwas springen

Intellekt, m, -(e)s = Verstand, Erkenntnis-, Denkvermögen, von (lat.) intelligere, intellectum = wahrnehmen, verstehen, Einsicht haben

Inter..., Präfix mit der Bedeutung: zwischen, in der Mitte von ..., von gleichbedeutend (lat.) inter, z. B. in intermediär

Interaktion = →Interferenz (pharm.)

Interferenz, w, - = physikalisch: Überlagerung kohärenter Schwingungen; pharm.: Wechselwirkung von Arzneistoffen bzgl. ihrer Wirkungen = Interaktion; med.: Phasenverschiebung bei rhythmisch ablaufenden Vorgängen; biologisch: Hemmung des eines Vorgangs durch einen gleichzeitigen und gleichartigen anderen Vorgang (z. B. des Chromosomenaustauschs in der Nähe eines bereits erfolgten Chromosomenbruchs), von →Inter... und (lat.) ferre = tragen, bringen

Interferon, s, -s = Stoff, der durch Wechselwirkung von Viren mit Zellen gebildet wird und die Zellvermehrung hemmt, →Interferenz

intermediär = zeitlich, räumlich oder sachlich dazwischen liegend, von gleichbedeutend (lat.) intermedius

Internist, m, -en = Facharzt für innere Krankheiten, von (lat.) internus = im Innern befindlich

Internodium, s, -s = botanisch: Sproßabschnitt zwischen zwei Knoten (an denen Blätter stehen), von →Inter... und (lat.) nodus = Knoten

Interstitium, s, -s, Plural ...stitien = Zwischenraum zwischen Organen oder Körperteilen, von gleichbedeutend (lat.) interstitium

Intertrigo, w, - = Wundsein, Hautwolf, in den Körperfalten aufgetretene Hautentzündung, von (lat.) intertrigo = wundgeriebene Stelle

Intestinum, s, -s = Darmkanal, von gleichbedeutend (lat.) intestinum

intestinal = zum Darm gehörend, den Darm betreffend, vom Darm ausgehend

Intima, w, -, Plural ...mä = glatte, lumenseitige →Endothelschicht der Blut- und Lymphgefäße, Kurzform von Tunica intima, von (lat.) intimus = (das) Innerste

Intoxikation, w, - = Vergiftung, von →In... 1) und (griech.) toxikon = Pfeilgift

Intra... = Präfix mit der Bedeutung innerhalb, in ... hinein, von gleichbedeutend (lat.) intra, z. B. in intramuskulär

intraglutäal = in dem/den Gesäßmuskel, von →Intra... und (griech.) gloutos = Gesäß

intralumbal = innerhalb des/in den Lendenwirbelkanal, von →Intra... und (lat.) lumbus = Lende

intramuskulär (i. m.) = in dem/den Muskel, von →Intra... und →Muskel

intraokular = innerhalb des Auges, →Intra... und →Oculus

intraperitonäal, auch ...toneal (i. p.) = in dem/den Bauchraum, von →Intra... und →Peritonäum

intravasal = innerhalb eines/in ein Blutgefäß, →Intra... und →Vas

intravenös (i. v.) = in der/die Vene, von →Intra... und →Vene

Intrauterinpessar, s, -s = Fremdkörper aus Kunststoff oder Kupfer, der zur Empfängnisverhütung in die Gebärmutter eingeführt wird, von →Intra..., →Uterus und →Pessar

Instrinsic activity, w, - = Fähigkeit eines Stoffes, nach Anlagerung an einen Rezeptor eine Wirkung auszulösen, von (engl.) intrinsic = von innen heraus

Intrinsic factor = Castle-Ferment = für die Resorption von Vitamin B_{12} notwendiger Stoff, normalerweise u. a. in den Fundusdrüsen des Magens gebildetes Enzym, von (engl.) intrinsic = von innen heraus

Intubation, w, - = Einführen einer Röhre durch den Mund in den Kehlkopf 1) bei Erstickungsgefahr; 2) zum Einbringen von Medikamenten in die Luftwege; 3) zu Narkosezwecken, von →In... 1) und →Tubus

...inus, -a, -um = Suffix mit der Bedeutung Stoffbeschaffenheit, z. B. in hyalinus

Invasion, w, - = Eindringen von (Arznei)Stoffen oder Krankheitserregern in die Blutbahn (Gegensatz: Elimination), von (lat.) invadere, invasum = eindringen, z. B. in Invasionskinetik

in vitro, in vivo = im Glas (Gefäß) bzw. am lebenden (Organismus durchgeführt), von (lat.) vitrum = das Glas, und vivus = lebendig

Involution, w, - = normale Rückbildung eines Organs von (lat.) involvere, involutum = einhüllen

Iod, s, -(e)s = Element der 7. Hauptgruppe, Halogen, von (griech.) iodes = veilchenfarbig (wegen der Farbe von Iodgas)

Ion, s, -s = elektrisch geladenes Atom oder Molekül, von (griech.) ienai = gehen

i. p., Abk. von *i*ntra *p*eritonaeum, →intraperitonäal

ipsilateral = auf der/die gleiche(n) Seite (bezogen), von (lat.) ipse = selbst und →lateral

IQ, Abk. von *I*ntelligenz*q*uotient = Verhältnis des „Intelligenzalters" zum Lebensalter

IR, Abk. von →*I*nfra*r*ot

Iris, w, -, Plural Irides = Regenbogenhaut, von gleichbedeutend (griech.) iris

Irrigation, w, - = 1) Ausstülpung (des Darmes bei Verstopfung); 2) Einlauf, von (lat.) irrigare = Flüssigkeit in etwas leiten

Irritation, w, - = Reizung, von (lat.) irritare = reizen

Ischämie, w, -, (gesprochen iß-chämie) = örtlich mangelhafte Blutversorgung, von (griech.) ischein = zurückhalten, hemmen

Ischias, w, umgangssprachlich auch m oder s, -, (gesprochen iß-chias, umgangssprachlich isch-) = Hüftschmerz, als Folge von Reizzuständen, Infektionen oder Verletzungen im Ausbreitungsbereich des Ischiasnervs, von gleichbedeutend (griech.) ischias

ISO, Abk. von *I*nternational *S*tandards *O*rganisation

Iso…, vor Selbstlauten meist Is… = Bestimmungswort mit der Bedeutung gleich, z. B. in isotonisch

Isoenzym, s, -s = Enzym, das formal die gleiche Reaktion katalysiert, sich aber im Proteinteil von anderen Isoenzymen unterscheidet, von →Iso… und →Enzym

Isomer, s, -, auch als Adjektiv = chem. Verbindung mit gleicher Summenformel, aber unterschiedlicher Strukturformel, von →Iso… und (griech.) meros = Teil

Isotonie, w, - = Zustand gleichen osmotischen Drucks wie die Körper- oder Vergleichsflüssigkeit, von →Iso… und (griech.) tonos = Spannung, Druck, →Tonus

Isotop, s, -s = Element mit gleicher Kernladungszahl, aber anderer Massenzahl, von →Iso… und (griech.) topos = Ort, Stelle

isotrop = die betrachtete Eigenschaft des (Fest-)Stoffes in jeder räumlichen Richtung besitzend, Gegensatz: anisotrop, von →Iso… und →…trop

…itas = Suffix mit der Bedeutung Zustand, z. B. in Adipositas

…itis, Plural …itiden = Suffix mit der Bedeutung Entzündung, z. B. in Hepatitis

IUP, Abk. von →*I*ntra*u*terin*p*essar

IUPAC, Abk. von *I*nternational *U*nion of *P*ure and *A*pplied *C*hemistry. Sie erarbeitet eine international gültige Nomenklatur. Die erste internationale Vereinbarung zur rationellen Bezeichnung organischer Verbindungen stammt aus dem Jahr 1892. Vorher bestimmten Trivialnamen, wie Aceton, Glycerin die Nomenklatur. Gegründet wurde die IUPAC 1919 als Nachfolgerin der Int. Assoc. of Chemical Societies

i. v., Abk. von *i*ntra *v*enam = →intravenös, in die Vene

…ivus, -a, -um = Suffix mit der Bedeutung Funktion…, z. B. in sedativus

J

Jecur, s, -s = seltene Bezeichnung für Leber, →Hepar, z. B. in Ol. Jecoris Hippoglossi

Jejunum, s, -s = „Leerdarm", ein Dünndarmabschnitt. Er reicht vom Zwölffingerdarm bis zum Krummdarm, von (lat.) ieiunus = nüchtern, leer

Jod, →Iod

Joule, s, -(s), (gesprochen nach DIN: dschul) = Maßeinheit der Energie, nach dem engl. Physiker J. P. Joule (1818–1889)

juvenil = jugendlich (im Jugendalter auftretend), von gleichbedeutend (lat.) iuvenilis

Juxta…, Bestimmungswort mit der Bedeutung in der Nähe von …, von (lat.) iuxta = dicht daneben, nahe bei

K

Kachexie, w, - = Auszehrung, allgemeine Schwäche infolge tiefgreifender Störung aller Organfunktionen, Körperverfall, von (griech.) kachexia = schlechter Zustand

Kallus, m, -, Plural ...lli = undifferenziertes Keimgewebe (med.:) des Knochens bei Brüchen von (lat.) callus = verhärtete Haut, Schwiele, Knochengeschwulst

Kalomel, s, -s = alte Bezeichnung für Quecksilber-I-chlorid, das zu zweiwertigem und metallischem Quecksilber (schwarz) disproportioniert, von (griech.) kalos = schön und (griech.) melas = schwarz

Kalorie, w, - = physikalisch nicht mehr zu gebrauchende Einheit der Energie (jetzt: →Joule), Abk.: cal. 1 cal = 4,1897 Joule; med./biologisch: Kurzbezeichnung für die dem Körper mit der Nahrung zugeführte Energie (Kilokalorie, kcal), von (lat.) calor = Wärme

Kandidose →Candidose

Kanüle, w, - = 1) Hohlnadel für Injektionsspritzen; 2) Einlegeröhrchen beim Luftröhrenschnitt, von (frz.) canule = Röhrchen

kanzerogen = krebserzeugend, von (engl./lat.) cancer = Krebs und →...gen

Kanzerose, w, - = krebsartige Erkrankung, von (engl./lat.) cancer = Krebs und →...ose

Kapillare, w, - = med.: „Haargefäß", feinstes Blut- oder Lymphgefäß; physikalisch: Röhrchen mit sehr kleinem Innendurchmesser, von (lat.) capillus = Haar

Kapsid, s, -s = Proteinmantel des Virions, Kunstwort

Kardia..., meist nur als Bestimmungswort gebraucht mit der Bedeutung: Herz..., auch: oberer Magenmund, von (griech.) kardia = Herz

Kardiogramm, s, -s = 1) →Elektrokardiogramm, 2) graphisches Bild der Herzstoßkurven (sicht- und fühlbare Erschütterung der Brustwand durch die Herztätigkeit), von →Kardia... und →...gramm

Kardiomegalie, w, - = Herzvergrößerung mit Fettspeicherung, →Kardio... und →Mega...

kardiovaskulär = Herz und Gefäße betreffend, von →Kardia... und (lat.) vasculum = kleines Gefäß; vas = Gefäß

Karditis, w, - = Herzentzündung, →Kardio... und →...itis

Karies, w, - = destruierender Knochenprozeß (Knochentuberkulose), Zerstörung des Zahnschmelzes durch kalklösende Säuren der Mundflora, von (lat.) caries = Morschsein, Fäulnis

Karminativum, s, -s, Plural ...va = Mittel gegen Blähungen, →Meteorismus, →Flatulenz, von (lat.) carminare

= (Wolle) krempeln (hier i. S. von umkrempeln)

Karnivore, m und w, -n = „Fleischfresser"; gemeint ist eine Pflanze, die Insekten fängt und zur Ernährung verwertet, von (lat.) caro, Genitiv carnis = Fleisch und (lat.) vorare = verschlingen

Karotis, w, -, Plural ...rotide = Kurzbezeichnung für Arteria carotis communis, die Kopfarterie

Karyo..., vor Selbstlauten meist Kary... = Bestimmungswort mit der Bedeutung (Zell)Kern..., von (griech.) karyon = Nuß, Kern, z. B. in Karyonten

Karzinom, s, -s = Krebsgeschwulst, Abk.: Ca, von (griech.) karzinos = Krebs

Kastrat, m, -en = Lebewesen, dem die Keimdrüsen entfernt oder inaktiviert wurden, von (lat.) castrare, castratum = entmannen

Kata..., vor Selbstlauten und h Kat... = Präfix mit der Bedeutung von ...herab, abwärts, gegen, über ... hin, von gleichbedeutend (griech.) kata, z. B. in →Katabolismus

Katabolismus, m, - = Stoffabbau im Verlauf der Stoffwechselvorgänge, von (griech.) katabole = das Niederlegen

Katalysator, m, -s = Stoff, der eine Reaktion beschleunigt, verzögert oder in ihrem Verlauf bestimmt, ohne selbst (dauerhaft) verändert zu werden, von (griech.) katalysis = Auflösung

Katarakt, w, -, oft ohne Artikel = „Grauer Star", Trübung der Augenlinse, von (griech.) kataraktes = Wasserfall (möglicherweise wegen der Undurchsichtigkeit der Hornhaut durch einen über die Linse strömenden „Wasserfall")

Katarrh, m, - = Schleimhautentzündung (besonders der Atemorgane) mit reichlicher Flüssigkeitsabsonderung, von (griech.) katarrhein = herabfließen

Katgut, s, -s = chirurgischer Nähfaden aus tierischem Darm (ursprünglich Katzendarm), löst sich im Körper auf; heute auch aus synthetischen Fasern, von (engl.) catgut = Darmsaite

Katheter, m, -s = Röhrchen aus Metall, Glas, Kunststoff oder Gummi zum Zweck der Entleerung, Füllung, Spülung oder Untersuchung eines Organs, von (griech.) katheter = Sonde

Kathode, w, - = negative Elektrode, von (griech.) kathodos = der Weg hinab, Rückkehr; ursprünglich definierte man: die Elektronen entstammen dem Pluspol und „kehren" zum Minuspol „zurück"

Kation, s, -s = positives Ion, das zur →Kathode wandert, von →Kata... und →Ion

kaudal = zum unteren Ende hin gelegen, von (lat.) cauda = Schwanz, Schweif

kausal = die Ursache betreffend, med. Gegensatz: symptomatisch, von (lat.) causa = Grund, Ursache

Kautelen (Plural) = Vorsichtsmaßregeln (bei der Behandlung), von (lat.) cautela = Vorsicht, Schutz

Kauter, m, -s = chirurgisches Instrument zum Ausbrennen von Geweben, von (griech.) kauter = Brenneisen

Kaverne, w, - = durch krankhafte Gewebseinschmelzung gebildeter Hohlraum, von (lat.) caverna = Höhle

Keloid, s, -(e)s = strang- oder plattenförmiger Hautwulst, Wulstnarbe, von (griech.) kele = Geschwulst und →...id

Keratitis, w, - = Entzündung der Augenhornhaut, von →Kerato... und →...itis

Kerato..., vor Selbstlauten meist Kerat... = Bestimmungswort mit der Bedeutung Hornsubstanz, hornähnlich, Hornhaut, von (griech.) keras = Horn

Keratolytikum, s, -s, Plural ...ka = die Hornhaut lösendes, lockerndes Mittel, von →Kerato..., und →...lyse

Kernikterus, m, -, = Bilirubinenzephalopathie = frühkindliche Hirnschädigung (der Stammganglien) als Folge einer hochgradigen Hämolyse und Leberschädigung, →Ikterus

Killer-Zellen (Plural) = sensibilisierte Lymphozyten, die die Zellsubstanz anderer Zellen schädigen, von (engl.) to kill = töten

Kinetose, w, - = Bewegungskrankheit (See-, Höhenkrankheit), von (griech.) kinein = bewegen

Klaudikation, w, - = Hinken, von (lat.) claudicare = lahmen, humpeln

Klaustrophobie, w, - = krankhafte Angst vor dem Aufenthalt in geschlossenen Räumen, von (lat.) claustrum = Verschluß, Gewahrsam und (griech.) phobos = Furcht

Klebsiella, w, - = Gattung gramnegativer, kapselbildender Bakterien der sog. Coli-Gruppe, nach dem dtsch. Bakteriologen E. Klebs (1834–1913)

Klimakterium, s, -s = „Wechseljahre", Zeitraum im Leben der Frau, in dem der regelmäßige Zyklus aufhört und sich psychische und physische Veränderungen einstellen (etwa um das 47. Lebensjahr), von (griech.) klimakter = Stufenleiter, Klimax = Leiter

Klistier, s, -s = Einlauf (in den Darm zur Spülung, Reinigung oder Resorption), von (griech.) klysterion = Spülung, Reinigung

Klon, m, -s = durch ungeschlechtliche Fortpflanzung entstandene Gruppe erbgleicher Individuen, von gleichbedeutend (engl.) clon

klonisch = Art von Zuckungen, die durch schnelle Folge ungeordneter Muskelkontraktionen und -erschlaffungen entstehen, Gegensatz. →tonisch, von (griech.) klonos = heftige, verworrene Bewegung

Klysma = →Klistier

Knaus-Ogino-Methode = Empfängnisverhütungsmethode, die auf den „unfruchtbaren Tagen" (außerhalb der Zeit des Eisprungs) beruht, nach dem österreichischen Gynäkologen H. Knaus (1892–1970) und dem japanischen Gynäkologen K. Ogino (1882–1975)

KMK, Abk. von *K*ritische *M*izellbildungs*k*onzentration = Konzentration, oberhalb derer sich Mizellen bilden

Koagulation, w, - = „Ausflockung", z.B. von Kolloiden: Zusammenlagern von Teilchen (Gegensatz: Peptisation), auch Gerinnen von Blut, Eiweiß, von (lat.) coagulare = gerinnen machen

Koaleszenz, w, - = das Zusammenfließen von Emulsionströpfchen, von (lat.) coalescere = zusammenwachsen, verschmelzen

Koenzym, s, -s = auch Coenzym = Koferment = Nichteiweißanteil eines

(Holo-)Enzyms, von →Kon... und →Enzym

Koinzidenz, w, - = gleichzeitiges Auftreten mehrerer Krankheiten bei einer Person, von →Kon... und (lat.) incidere = hineinfallen

Kokke, w, -, (meist im Plural) = kugelförmige Bakterie, von (griech.) kokkos = Kern, Beere

kolieren = durchseihen, durch ein Tuch filtrieren, von gleichbedeutend (lat.) colare

Kolik, w, - = anfallsweise auftretendes, krampfartiges Zusammenziehen der Muskulatur, der Bauchorgane unter Schmerzen (ursprünglich des Kolons), von (griech.) kolike = Darmleiden

Kolitis, w, - = Dickdarmentzündung, →Kolon und →...itis

Kollagen, s, -s = Protein der Haut, der Knochen und des Knorpels (daraus: Gelatine), von (griech.) kolla = Leim und →...gen

Kollaps, m, -es = Zusammenbruch durch akutes Kreislaufversagen mit spontaner Rückbildung, von (lat.) collabi, collapsum = zusammenbrechen

kollateral = seitlich, auf der gleichen Seite, benachbart, von →Kon... und (lat.) latus = Seite

Kollaterale, w, - = Querverbindung zwischen Hauptblutgefäßen, Parallelgefäß, →Kon... und →lateral

kolligativ = nur von der Anzahl der Teilchen, nicht von deren Art abhängige Eigenschaft von Lösungen, von (lat.) colligatio = Verbindung, Bund

kolloidal = wie ein Kolloid. Kolloid: System feinstverteilter Stoffe mit einer Teilchengröße von 10^{-3}–10^{-6} mm, von (griech.) kolla = Leim (= kolloidale Lösung)

Kolon, s, -s = Grimmdarm, Teil des Dickdarms, von (griech.) kolon = Darm

Kolpitis, w, -, Plural ...itiden = Scheidenentzündung, von (griech.) kolpos = Vertiefung, Falte, Schoß

Koma, s, -s = tiefe, durch keinen Reiz unterbrechbare Bewußtlosigkeit, von (griech.) koma = tiefer Schlaf

Kombustion, w, - = Verbrennung, von (lat.) comburere, combustum = verbrennen

Komedonen (Plural) = Mitesser, Talganhäufungen in den Talgdrüsen bei abnormer Verhornung, von (lat.) comedo = Fresser, Schlemmer

Kommotio, w, - = 1) Erschütterung von Organen mit vorübergehender Funktionseinschränkung, 2) Kurzbezeichnung für Commotio cerebri = Gehirnerschütterung, von (lat.) commovere, commotum = bewegen, schütteln, erschüttern

Kompakt, s, -s = etwas Zusammengepreßtes, von (lat.) pangere = befestigen, compingere, compactus = zusammenfügen, bzw. fest, gedrungen

kompaktieren = durch Zusammenpressen verfestigen (ohne dem Produkt eine bestimmte Form zu geben)

Kompartiment, s, -(e)s = Verteilungsraum für Stoffe im Körper, von (engl.) compartment = die Abteilung

kompatibel = verträglich, →Kompatibilität

Kompatibilität, w, - = Verträglichkeit, von (spätlat.) compati = mitleiden, compassio = Mitleid

kompetitiv = gemeinsam (um einen Rezeptor) konkurrierend, sich gegenseitig verdrängend, von (lat.) competere, competitum = gemeinsam erstreben

Komplement, s, -(e)s = Serumbestandteil, der die spezifische Wirkung eines Antikörpers ergänzt oder aktiviert, von (lat.) complementum = Ergänzungsmittel

Komplikation, w, - = ungünstige Beeinflussung oder Verschlimmerung eines sonst überschaubaren Krankheitszustandes durch einen unvorhergesehenen Umstand, von (lat.) complicare, complicatum = verwickeln, verwirren

Kompositum, s, -s, auch als Adjektiv = (lat.) (aus mehreren Arzneistoffen) Zusammengesetztes

Kompresse, w, - = feuchter, heißer Umschlag, von (lat.) comprimere, compressum = zusammendrücken

Kon…, vor b, m, und p Kom…, vor l Kol…, vor r Kor…, vor Selbstlauten und h Ko… = Präfix mit der Bedeutung zusammen, von gleichbedeutend (lat.) con-, z. B. in Kontraktion

Kondensation, w, - = Verflüssigung eines Gases, von →Kon… und (lat.) densus = dicht

Kondom, s oder m, -s = Empfängnis- und Ansteckungsschutz, von gleichbedeutend (engl.) condom

Konformation, w, - = Raumerfüllung nicht ebener Moleküle, von →Kon…, und (lat.) forma = Gestalt

kongenial = angeboren, z. B. bei körperlichen Mißbildungen, von →Kon… und (lat.) gignere, genitum = zeugen, gebären

Konglomerat, s, -(e)s = Zusammenballung, Anhäufung, von (lat.) conglomerare = zusammenrollen, -häufen

Konjunktiva, w, - = Bindehaut der Augen, von (lat.) coniunctio = Verbindung

Konjunktivitis, w, - = Augenbindehautentzündung, →Konjunktiva und →…itis

Konkordanz, w, - = Übereinstimmung von (lat.) concordare = sich im Einklang befinden

Konkrement, s, -(e)s = meist aus Salzen bestehendes festes Gebilde, wie z. B. Gallen- oder Nierenstein, von (lat.) concrementum = Anhäufung

Konstriktion, w, - = Zusammenziehung, -schnürung (Muskel, Kanal, Darm), von (lat.) constringere, constrictum = zusammenschnüren, ziehen

Kontamination, w, - = Verunreinigung, Berührung mit Krankheitserregern oder radioaktiven Stoffen, von (lat.) contaminare = beflecken

Kontinenz, w, - = 1) Enthaltsamkeit; 2) Fähigkeit, etwas zurückzuhalten (Urin, Stuhl), von (lat.) continentia = Beherrschung

Kontra… = Präfix mit der Bedeutung gegen…, von gleichbedeutend (lat.) contra, z. B. in Kontraindikation

Kontraindikation, w, - = „Gegenanzeige", Umstand, der die Anwendung einer Maßnahme verbietet, von →Kontra… und →Indikation

Kontraktion, w, - = Zusammenziehung, von (lat.) contrahere, contractum = zusammenziehen

kontralateral = auf der Gegenseite, →Kontra... und →lateral

Kontrazeptivum, s, -s, Plural ...va = Mittel zur Empfängnisverhütung, von (lat.) contra = gegen und →Konzeption

Kontusion, w, - = Quetschung, stumpfe Organverletzung durch Gewalt, von (lat.) contundere, contusum = zerstoßen, zerquetschen

Konvaleszenz, w, - = Genesung nach überstandener Krankheit, von (lat.) convalescere = zu Kräften kommen

Konvulsion, w, - = Krampf mit schüttelnden Bewegungen, von (lat.) convellere, convulsum = losreißen, herumzerren

Konzeption, w, - = Empfängnis, Vereinigung des Kernes der männlichen Samenzelle mit der weiblichen Eizelle, von (lat.) concipere, conceptum = aufnehmen

Kopulation, w, - = Begattung, völlige Verschmelzung zweier verschiedengeschlechtlicher Keimzellen bei der Befruchtung, von (lat.) copulare = verknüpfen

Korium, →Corium

Kornea = →Cornea

koronar = zu den Herzkranzgefäßen gehörend, kranzförmig, von (lat.) corona = Kranz

Koronarinsuffizienz, w, - = Mangeldurchblutung der Herzkranzgefäße, von →koronar und →Insuffizienz

Koronarsklerose, w, - = „Verkalkung" der den Herzmuskel versorgenden Gefäße, von →koronar und →Sklerose

Korrigens, s, –, Plural ...enzien = (Geschmacks-, Geruchs-)Verbesserer in Arzneizubereitungen, von (lat.) corrigere = gerade richten

Kortex, m, -, Plural ...tizes = med.: 1) „Rinde" eines Organs; 2) Kurzbezeichnung für Cortex cerebri (Großhirnrinde); botanisch: Rinde, von (lat.) cortex = Rinde

kortikal = zur Rinde gehörend, von →Kortex

Kotyledone, w, - = med.: 1) Zottenbüschel der Embryonalhülle (Chorion); 2) Lappen des Mutterkuchens; botanisch Kotyledon. Keimblatt, von (griech.) kotyledon = Saugnapf, Becher, Vertiefung, in übertragener Bedeutung: Keimblatt

kovalent = Bindungsart zweier gleich- oder ähnlich elektronenaffiner Atome, von →Kon... und (lat.) valere = wert, mächtig sein

kranial = 1) zum Kopf gehörig; 2) kopfwärts gelegen, von (griech.) kranion = Schädel, →superior

Krup(p), m, -s = Kehlkopfenge mit entzündlicher Schwellung der Kehlkopfschleimhaut, dabei Erstickungsgefahr, von (engl.) croup = heiseres Sprechen oder Schreien

Krypto... = Bestimmungswort mit der Bedeutung versteckt, verborgen, von (griech.) kryptos = versteckt, z.B. in Krypton

kryptogam = „im Verborgenen blühend"; Kryptogamen gehören zu den Blütenpflanzen, von Linné eingeführte

24. Abteilung der Blütenpflanzen, die im Verborgenen blühen (z. B. Moose, Farne u. a.), von →Krypto... und →Gameto...

Kumulation, w, - = 1) Anhäufung von Arzneistoffgaben durch verzögerte Umsetzung oder Ausscheidung, dadurch ggf. toxische Wirkung; 2) Summierung von Strahleneinwirkungen, von (lat.) cumulare = anhäufen

Kur, w, - = ärztlich beaufsichtigte Heilbehandlung, von (lat.) cura = Fürsorge, Pflege

Kürettage, w, - = Ausschabung, -kratzung eines Hohlorgans, z. B. der Gebärmutterhöhle zu therapeutischen oder diagnostischen Zwecken, von (frz.) curette = Kratzer, Schaber, Kürette = chirurgischer Löffel

kutan = die Haut betreffend, von (lat.) cutis = Haut

Kutikula, w, - = botanisch: Oberhaut, Verkleinerungsform von (lat.) cutis = Haut

Kutis, w, - = Haut, von (lat.) cutis = Haut

Küvette, w, - = Glasgefäß mit planen Wänden für optische Untersuchungen, von (frz.) cuvette = Napf, Schale

L

L = (lat.) 50

Labium, s, -s, Plural ...bia oder ...bien = 1) Lippe, Randleiste eines (Hohl-)Organs; 2) Kurzbezeichnung für Schamlippe, von gleichbedeutend (lat.) labium

labial = zur Lippe gehörend, lippenwärts

Lac = (lat.) Milch, z. B. in Laktose, Laktation, Gelusil-Lac®

laevus = (lat.) links, z. B. in Laevulose

lag-Phase (lag-time) = Anlaufphase (-zeit) bis zum eigentlichen Vorgang (z. B. Bakterienwachstum), von (engl.) to lag = nacheilen, nachhinken

Laktation, w, - = 1) Absonderung von Milch aus der Brustdrüse; 2) Stillen des Säuglings, von (lat.) lactare = Milch geben, säugen

LAL, Abk. von →*L*imulus-*A*möbozyten-*L*ysat

Lamelle, w, - = Blättchen, Scheibchen, von (lat.) lamella = Blättchen, Verkleinerungsform von (lat.) lamina = Platte, Tafel

Laminar (air) flow = eigentlich: „wirbelfreie Luftströmung", Einrichtung zum aseptischen Arbeiten an offenen Tischen, von (engl.) air = Luft, flow = Fluß, Strömung und (lat.) lamina = Platte

Lana, lanatus = (lat.) Wolle bzw. wollig, z. B. in Lanae cera

lanceolatus = (lat.) lanzettlich (lanzenartig), von (lat.) lancea = Lanze

Laparo... = Bestimmungswort mit der Bedeutung Bauchdecke, Bauchhöhle, von (griech.) lapara = Flanke, z. B. in Laparoskopie

larviert = versteckt, verborgen, nicht mit den typischen Symptomen verlaufend, von (lat.) larva = Maske, Larve

Laryngitis, w, - = Kehlkopfentzündung, →Larynx und →...itis

Laryngo..., vor Selbstlauten Laryng... = Bestimmungswort mit der Bedeutung Kehlkopf..., von →Larynx

Laryngospasmus, m, - = Laryngismus, m, - = Stimmritzenkrampf, →Larynx und →Spasmo...

Larynx, m, - = Kehlkopf, von (griech.) larygx = Kehle, Schlund, Speiseröhre

Läsion, w, - = Verletzung, Störung der Funktion (Functio laesa), von (lat.) laedere, laesum = verletzen

lat., Abk. von →lateral

latent = verborgen, versteckt (z. B. Krankheitssymptome, die nicht in Erscheinung treten), von (lat.) latere = verborgen sein

lateral = seitlich, seitwärts (gelegen), von gleichbedeutend (lat.) lateralis

Laxans, s, -, Plural ...anzien = Abführmittel, von (lat.) laxare = schlaff machen

LD, Abk. von *L*etal*d*osis, z. B. LD 50 = Dosis, die für 50 % der Versuchsobjekte tödlich ist

Leberzirrhose, w, - = Bindegewebsvermehrung, Schrumpfung, Degeneration und Funktionsstörung der Leber, →Zirrhose

lege artis = nach den Regeln der Kunst, vorschriftsmäßig, von (lat.) lex, legis = Gesetz und (lat.) ars, artis = Kunst

leniens = kühlend, von (lat.) leniens = lindernd, z. B. in Ungt. leniens, Lenicet®

Lepra, w, - = Aussatz: chronisch verlaufende, bakterielle Infektionskrankheit, von gleichbedeutend (griech.) lepra

Lepto... = Bestimmungswort mit der Bedeutung schmal, dünn, schmächtig, von gleichbedeutend (griech.) leptos

letal = tödlich, von gleichbedeutend (lat.) letalis

Lethargie, w, - = 1) Schlafsucht, starkes Schlafbedürfnis mit Bewußtseinsstörung (bei Vergiftungen u. a.); 2) Trägheit, Gleichgültigkeit, Teilnahmslosigkeit, von (griech.) lethargos = Schlafsucht

Leukämie, w, - = „Weißblütigkeit", Sammelbegriff für Reifungsstörungen weißer Blutzellen, Blutkrebs, von →Leuko... und →...ämie

Leuko..., vor Selbstlauten meist Leuk... = Bestimmungswort mit der Bedeutung hell, weiß, von gleichbedeutend (griech.) leukos, z. B. in Leukämie

Leukoblast, m, -en = Vorstufe des →Leukozyten

Leukopenie, w, -, Plural ...ien = krankhafte Verminderung der weißen Blutkörperchen, von →Leuko... und (griech.) penia = Mangel, Armut

Leukoplasten (Plural) = Organelle der Stärkesynthese der pflanzlichen Zelle, von →Leuko... und (griech.) plassein = bilden, gestalten

Leukozyten (Plural) = weiße Blutkörperchen, von →Leuko... und →...zyt

levis = (lat.) leicht

LH, Abk. von *L*uteinisierendes *H*ormon = →ICSH; →HVL, →luteus

Libido, w, - = (lat.) Lust, Gelüste, Trieb (insbesondere: Geschlechtstrieb)

Lichen, m, -s, Plural Lichenes = med.: Hauterkrankung mit kleinen, flachen Hautknötchen (Papeln), botanisch: Flechte, von (griech.) leichen = Flechte, Ausschlag

Lichenifikation, w, - = deutlich vergröberte, lederhautartige Hautfelderung, von →Lichen und (lat.) facere = machen

Lign., Abk. von (lat.) lignum = Holz

Lignum = (lat.) Holz, z. B. in Lignin

Limbisches System = zusammenfassende Bezeichnung für das Cingulum und den →Hippocampus, die sich wie ein Gürtel um den Hirnstamm legen. Es hat für die Steuerung der Emotionen, vegetative Reaktionen und für das Gedächtnis Bedeutung, von (lat.) limbus = Saum, Besatz

Limulus-Amöbozyten-Lysat, s, -s = aus dem Blut des Pfeilschwanzkrebses (Limulus polyphemus) gewonnenes Produkt, das mit Bakterien-Endotoxinen einen Niederschlag, eine Trübung oder ein Gel bildet, ein Test auf →Pyrogene

Lingua, w, -, Plural ...guae = (lat.) Zunge, z. B. in sublingual

Linim., Abk. von (lat.) Linimentum = Liniment

Linimentum = (lat.) Einreibung

Lipase, w, - = fettspaltendes Enzym, von →Lipo... und →...ase

Lipo..., vor Selbstlauten meist Lip... = Bestimmungswort mit der Bedeutung Fett, von gleichbedeutend (griech.) lipos, z. B. in Lipolyse

Lipoid, s, -s, auch als Adjektiv = fettähnlicher Stoff, fettartig, von →Lipo... und →...id

Lipolyse, w, - = Fettspaltung, von →Lipo.... und →...lyse

lipophil = „fettliebend", von →Lipo... und →...phil

Lipoprotein, s, -s = im Blut vorkommendes Makromolekül aus einem Fett- und einem Eiweißanteil; 4 Dichteklassen: VLDL (very low...), Dichte 0,95–1,006; LDL (low...), Dichte 1,006–1,063 und →HDL (high...), Dichte 1,063–1,210, von →Lipo... und →Protein

Liposom, s, -s, meist im Plural: Liposomen = Teilchen aus einer ein- oder vielfachen Doppelmembran, ggf. mit eingeschlossenen (Arznei)Stoffen, von →Lipo... und →...som

Liq., Abk. von (lat.) Liquor = Flüssigkeit

liquef., Abk. von (lat.) liquefactus = verflüssigt

liquid./liq., Abk. von (lat.) liquidus = flüssig

liquidus = (lat.) flüssig, z. B. in Liquidepur®

Liquor = (lat.) Flüssigkeit, pharm.: arzneiliche Flüssigkeit; med.: 1) seröse Körperflüssigkeit; 2) Kurzbezeichnung für Liquor cerebrospinalis

Litho..., vor Selbstlauten meist Lith... = Bestimmungswort mit der Bedeutung Stein, Konkrement, von (griech.) lithos = Stein

LM-Potenz = homöopathische Potenz in einer Verdünnung 1 : 50.000 (= (lat.) LM). Potenziert wird mit 0,06 g (= 1 Gran) der C3-Potenz auf 50.000 Streukügelchen (= ca. 100 g). Dies ergibt LM I. Ein Kügelchen gelöst und verteilt auf 100 g weitere Kügelchen ergibt LM II usw.

Lobus, m, -, Plural Lobi = Lappen, lappenförmiger Teil eines Organs oder einer Drüse, von (griech.) lobos = Ohrläppchen, Lappen

...logie = Bestimmungswort mit der Bedeutung Lehre von ..., von (griech.) logos = Wort, Lehre

Lotio = flüssige Öl-in-Wasser-Emulsion oder Suspension, Schüttelmixtur, von (lat.) lotio = das Waschen, Baden, Schwemmen

LSD, Abk. von *Lysergsäurediethylamid*, Halluzinogen

LTH, Abk. von *Luteotropes Hormon*, Hypophysen-Hormon, →Corpus luteum

Lues, w, - = →Syphilis, von (lat.) lues = Seuche, Pest

Lumbago, w, - = „Hexenschuß", allgemeine Bezeichnung für Schmerzen im Bereich der Lendenwirbelsäule, von (lat.) lumbago = Lendenlähmung

Lumineszenz, w, - = Sammelbegriff für Emissionen von Strahlung, die Stoffe nach Anregung aussenden, ohne sich zu erwärmen; Oberbegriff für Fluoreszenz und Phosphoreszenz, von (lat.) lumen = Licht

Lupus, m, -, Plural Lupi = Kurzbezeichnung für Lupus vulgaris = Zehrflechte, tuberkulöse Erkrankung der Haut, von (lat.) lupus = Wolf

luteus (= flavus) = (lat.) gelb, z. B. in Corpus luteum

Luxation, w, - = Verrenkung, Ausrenkung eines Gelenks durch Gewalteinwirkung, von (lat.) luxare, luxatum = verrenken

Lymphadenopathie, w, - = Erkrankung durch Wucherung des Lymphgewebes, →Lymphe, →Adeno... und →...pathie

Lymphe, w, - = 1) Kurzbezeichnung für Pockenlymphe; 2) Flüssigkeit der Lymphgefäße (ähnlich Blutplasma), von (lat.) lympha = Quell-, Flußwasser

lymphatisch = die Lymphe betreffend

Lymphogranulomatose, w, - = Auftreten bösartiger Granulationsgeschwülste des lymphatischen Gewebes (durch Infekt?), von →Lymphe, →Granulom und →...ose

Lymphozyt, m, -en = weißes Blutkörperchen mit körnigem Zytoplasma, von →Lymphe und →...zyt

Lyse, w, - = med.: 1) langsamer, kontinuierlicher Fieberabfall (Fieberlösung); 2) Auflösung von Zellen (Bakterien, Blutzellen), von (griech.) lyein = lösen

Lyso... = Bestimmungswort mit der Bedeutung (Auf-)Lösung, von (griech.) lyein = lösen

lysigen = botanisch. durch Auflösen von Zellen entstanden (Gegensatz. →schizogen), von →Lyse und →...gen

Lyssa, w, - = Tollwut, von gleichbedeutend (griech.) lyssa

M

M., Abk. von Musculus, →Muskel

maculatus = (lat.) gefleckt

MAK, Abk. von *M*aximale *A*rbeitsplatz-*K*onzentration, Maß für die höchstzulässige Konzentration von Stoffen, der ein Mensch täglich acht Stunden ausgesetzt sein darf. Die Werte werden von der Deutschen Forschungsgemeinschaft herausgegeben. Bei Gasen, Dämpfen und Schwebstoffen werden →ppm-Werte, bei nicht flüchtigen Schwebstoffen (z.B. Stäuben) mg/m³-Werte angegeben

Makro… = vor Selbstlauten meist Makr… = Bestimmungswort mit der Bedeutung groß, von gleichbedeutend (griech.) makros, z.B. in makroskopisch

Makroblast, m, -en = kernhaltige größere Vorstufe der roten Blutkörperchen, von →Makro… und →…blast

Makrophage, m, -n = zur →Phagozytose befähigte Zelle des →retikuloendothelialen Systems, von →Makro… und →…phage

makroskopisch = mit dem unbewaffneten Auge sichtbar, von →Makro… und (griech.) skopein = beobachten, untersuchen

Makrozyt, m, -en = junges, früh entkerntes, großes, rotes Blutkörperchen (→Makroblast), von →Makro… und →…zyt

Malabsorption, w, - = gestörte Aufnahme von (Nahrungs-)Stoffen aus dem Magen-Darm-Kanal, von gleichbedeutend (engl.) malabsorption

Malaria, w, - = Wechselfieber, Infektionskrankheit tropischer Gebiete, übertragen durch den Stich der weiblichen Anophelesmücke, von (ital.) malaria = schlechte Luft

maligne = bösartig (Tumor, Krankheit), von gleichbedeutend (lat.) malignus

Malignom, s, -s = ungenaue Bezeichnung für eine bösartige Geschwulst, →maligne und →…om

Mamma, w, -, Plural …mae = weibliche Brust, von gleichbedeutend (lat.) mamma

Manie, w, - = 1) Besessenheit, Sucht, krankhafte Leidenschaft; 2) Phase des manisch-depressiven Irreseins; abnorm heiterer und erregter Gemütszustand, von (griech.) mania = Raserei, Wahnsinn

manifest = deutlich erkennbar, hervortretend (bei Krankheitszeichen), Gegensatz: →latent, von (lat.) manifestus = offenbar, augenscheinlich

Manus, w, - = (lat.) Hand, z.B. in manuell, Manole®

MAO-Hemmer, Abk. von →*M*ono*a*min*oo*xidase-Hemmer

Masochismus, m, - = geschlechtliche Erregung beim Erdulden von Mißhandlungen (Gegensatz: →Sadismus), nach dem österreichischen Schriftsteller L. von Sacher-Masoch (1836–1895)

mass., Abk. von (lat.) massa = Grundmasse

Masseur, m, -s, von (frz.) masser = kneten

Mastitis, w, -, Plural ...itiden = Brustdrüsenentzündung, von →Masto... und →...itis

Masto..., vor Selbstlauten meist Mast... = Bestimmungswort mit der Bedeutung weibliche Brust, von (griech.) mastos = (Mutter-)Brust

Mastodynie, w, - = Schwellung und Schmerzhaftigkeit der Brust vor der Monatsblutung, →Masto... und →...odynie

Mastopathie, w, - = allg. Bezeichnung für nichtentzündliche Erkrankung der Brustdrüse, von →Masto.. und →...pathie

Mazeration, w, - = pharm.: Extraktionsverfahren für Drogen, bei dem das Extraktionsmittel aufeinmal zugegeben und nicht erneuert wird; Extraktion bis zur Gleichgewichtseinstellung; med.: Aufquellen oder Erweichen von Geweben durch längeren Kontakt mit Flüssigkeit, von (lat.) macerare = einweichen, mürbe machen

m. d. s., Abk. von (lat.) *m*isce, *d*a, *s*igna = mische (bereite), gib und bezeichne (mit...)

medial, median, = mittlerer..., zur Mitte hin liegend (Gegensatz →lateral) bzw. auf der Mittellinie liegend, von (lat.) medialis = mitten, (lat.) medianus = mittlerer, in der Mitte

Medicus = (lat.) Arzt

Medikation, w, - = Verordnen von Arzneimitteln; Art und Charakter der verordneten Arzneimittel, von (lat.) medicare = heilen

Medizin, w, - = 1) Heilkunde, Lehre vom gesunden und kranken Organismus; 2) Medikament, Heilmittel, von (lat.) medicina = Arzneikunst, Heilkunst

Medulla, w, -, Plural ...llae = (lat.) (Knochen-)Mark

Medulla oblongata = „verlängertes Rückenmark", Abschnitt des Zentralnervensystems mit lebenswichtigen Regulationszentren für die (Blut-)Gefäße und die Atmung, von →Medulla, →Ob... und (lat.) longus = lang

Mega..., auch megalo... bzw. Megal... = Bestimmungswort mit der Bedeutung groß, lang, weit, von gleichbedeutend (griech.) megas, z. B. in Megalie

Meiose, w, - = Reduktionsteilung von Zell(kern)en, d.h. die Verminderung auf den einfachen (= halben) Chromosomensatz, von (griech.) meiosis = das Verringern, Verkleinern

Mel = (lat.) Honig

Melancholie, w, - = endogene Depression = Schwermut, Trübsinn ohne objektive Ursache, von (griech.) melagcholos = mit schwarzer Galle (gefärbt), (griech.) melas = schwarz. Es bestand die Vorstellung, daß in einem schwermütigen Menschen eine schwarz gefärbte Gallenflüssigkeit überwiege

Melano..., vor Selbstlauten Melan... = Bestimmungswort mit der Bedeutung

Mela   Wörterbuch

dunkel, schwarz, von (griech.) melas = schwarz, z. B. in Melancholie

Melanom, s, -s = rasch wachsende Geschwulst melaninproduzierender Zellen, kommt als →Sarkom und →Karzinom vor, von →Melano... und →...om

Menarche, w, - = Zeit der ersten Monatsblutung, von (griech.) men = Monat und (griech.) arche = Anfang

Meningitis, w, -, Plural ...itiden = Hirnhaut- (und Rückenmarks-)entzündung, von (griech.) menigx = (Hirn-)Haut

Meno... = Bestimmungswort im Zusammenhang mit Monat(sblutung), von (griech.) men = Monat

Menopause, w, - = Aufhören der Monatsblutung in den Wechseljahren, von →Meno... und (griech.) pauein = beendigen

Menorrhagie, w, - = abnorm starke, lang anhaltende Monatsblutung, von →Meno... und rhegnynai = reißen, brechen

Menorrhoe, w, -, (gesprochen ...rö) = Menstruation, von →Meno... und (griech.) rhein = fließen

Menses, w, - = Menstruation, Monat, von gleichbedeutend (lat.) mensis

Mero... = Bestimmungswort mit der Bedeutung Teil, teilweise, von (griech.) meros = Teil

Mesenchym, s, -s = Zellengewebe, aus dem sich die Formen des Stützgewebes bilden (embryonales Bindegewebe), von →Meso... und (griech.) egchyma = das Eingegossene

Mesenterium, s, -s = Gekröse, Aufhängeband des Dünndarms, von (griech.) mesenterion = Gekröse zwischen den Därmen, →Meso... und →enteral

Mesenzephalon, s, -, Plural ...la = Mittelhirn, enthält die Umschaltstellen für die Seh- und Höhrbahn u. a., von →Meso... und →Enzephalon

mesial = in Richtung Kiefer-, Zahnbogenmitte, von (griech.) mesos = Mitte

meso..., vor Selbstlauten meist Mes... = Bestimmungswort mit der Bedeutung mittlere, mittel..., in der Mitte, von (griech.) mesos = Mitte, z. B. in Mesenzephalon

Mesokarp, s, -(e)s = mittlerer Teil der Fruchtwand (→Perikarp), von →Meso... und (griech.) karpos = Frucht

Mesophyll, s, -s = mittlerer Teil des Blattinneren, von →Meso... und (griech.) phyllon = Blatt

messenger = (engl.) Bote, z. B. in m-RNS, Überbringer der (Erb)Information zur Proteinsynthese; second messenger: Hormone aktivieren an der Zellwand des Erfolgsorgans die membranständige Adenylatzyklase, wodurch es in der Zelle zu mehr Zyklo-AMP kommt. Diese heißt second messenger, weil sie als zweiter Bote die Hormonwirkung übermittelt

Meta..., vor Selbstlauten und h meist Met... = Präfix mit der Bedeutung zwischen, inmitten, nach, von gleichbedeutend (griech.) meta, z. B. in Metabolit

Metabolismus, w, - = Stoffwechsel, Gesamtheit aller Vorgänge, die Aufnahme, Ein- und Abbau, Ausscheidung der Stoffe im Organismus umfassen

(Biotransformation), von (griech.) metabole = Veränderung

metabolisch = stoffwechselbedingt, veränderlich

Metamorphose, w, - = strukturelle Veränderung, Umgestaltung, von (griech.) metamorphosis = Verwandlung

Metastase, w, - = Tochtergeschwulst durch Verschleppen von Geschwulstkeimen (auf dem Lymph- oder Blutweg), von (griech.) metastasis = Wanderung, Versetzen, Umstellen

Meteorismus, m, -, Plural ...men = Blähsucht, abnorme Gasansammlung im Magen-Darm-Trakt, von (griech.) meteoros = in die Höhe gehoben, in der Luft schwebend

...meter, ...metrie = Bestimmungswort mit der Bedeutung Maß, Messung, von (griech.) metron = Maß

Methämoglobin, s, - = Oxidationsform des Hämins, von →Meta... und →Hämoglobin

MG (Mol. Gew.) = Abk. von *M*olekulargewicht, gleichbedeutend: relative Molmasse

MHK, Abk. von *M*inimale *H*emm*k*onzentration = kleinste Konzentration einer antimikrobiell wirksamen Substanz

Migräne, w, - = →Hemikranie, von gleichbedeutend (frz.) migraine

Mikro..., vor Selbstlauten meist Mikr... = Präfix mit der Bedeutung klein, gering, von (griech.) mikros = klein, z. B. in Mikroskop

mikrobiell = durch Mikroben (Mikroorganismen, Bakterien u. a.) hervorgerufen, von →Mikro... und (griech.) bios = Leben

Mikropyle, w, - = Öffnung in der Samenanlage, von →Mikro... und (griech.) pyle = Tür

Mikroskop, s, -s = optisches Gerät zum Betrachten sehr kleiner Gegenstände, von →Mikro... und →...skop

Mikrotom, s, -s = Instrument zum Herstellen feinster Schnitte, von →Mikro... und (griech.) temnein = schneiden

Mikrovilli (Plural) = kleine, der →Resorption dienende Zytoplasmafortsätze an der Oberfläche von Zellen, von →Mikro... und (lat.) villus, Plural villi = zottiges Haar

Miktion, w, - = das Harnlassen, von gleichbedeutend (lat.) mingere, mi(n)ctum

Milium, s, -s, Plural ...lien = Hautgries, Hirsekorn, stecknadelkopfgroßes weißes Knötchen, meist im Gesicht, gutartige epitheliale Geschwulst, von (lat.) milium = Hirse

Miose, w, - = Verengung der Pupille (durch Medikamente), von (griech.) meiosis = das Verringern, Verkleinern

Miotikum, s, -s, Plural ...ka = pupillenverengendes Mittel, →Miose

mite = med.: leicht verlaufend; pharm.: schwächer dosiert, mild, von (lat.) mitis = mild, gelinde

Mitochondrium, s, -s, Plural ...rien = Zellorganell zur Energiegewinnung. Es enthält die Enzyme für den Fettabbau, den Zitronensäurezyklus, die oxidative Phosphorylierung und die Atmungskette, von (griech.) mitos = Faden und (griech.) chondros = Korn, Knorpel

Mitose, w, - = Zell(kern)teilung unter Erhalt des (doppelten) Chromosomensatzes, →Meiose, von (griech.) mitos = Faden (wegen der Chromosomenstruktur)

Mitralklappe = Valva atrioventricularis sinistra = Valva mitralis = Klappenapparat zwischen der linken Herzkammer und dem linken Vorhof, von (griech.) mitra = Haube (wegen ihres Aussehens)

Modem, s, -s, = Kurzwort von *M*odulator-*Dem*odulator, Gerät zur Übertragung von Daten durch das Telefon, von →De... und (lat.) modulatus = taktmäßig, melodisch

Molekül, s, -s = aus Atomen bestehendes Teilchen, kleinster Teil einer chemisch einheitlichen Substanz, von (lat.) moles = Last, Masse, Verkleinerung aus dem Frz.; der Begriff wurde 1618 von dem dtsch. Arzt und Philosophen D. Sennert geprägt

Molekularpharmakologie, w, - = Aufklärung der Wirkungsmechanismen von Pharmaka auf molekularer Ebene, →Molekül, →Pharmakologie

mollis = (lat.) weich, z. B. in Emollientia, →Emolliens

Mono..., vor Selbstlauten meist Mon... = Bestimmungswort mit der Bedeutung allein, einzeln, z. B. in monoklin

Monoaminooxidase-Hemmer, m, -s = Stoff, der die Stimmungslage verbessert und die Aktivität steigert. Er hemmt den Abbau biogener Amine, speziell im Gehirnstamm, von →Mono..., Amin, →Oxygenium und →...ase

monochrom = „einfarbig", nur eine Wellenlänge enthaltend, von →Mono.. und →Chromo...

monoklin = Bezeichnung für ein Kristallsystem, in dem alle Längen der Elementarzelle sich voneinander unterscheiden und ein Winkel („mono") von 90° verschieden ist

Monokotyledone, w, - = einkeimblättrige Pflanze, heute Liliatae genannt, von →Mono... und →Kotyledon

Monosaccharid, s, -(e)s = einfaches Kohlenhydrat; nur aus einem Zuckermolekül bestehend, von →Mono... und (griech.) sakcharon = Zucker

Monotropie, w, - = Vorkommen eines Stoffes in nur einer stabilen Modifikation, von →Mono... und →...trop

Morbidität, w, - = Erkrankungshäufigkeit, →Morbus

Morbus, m, -, Plural ...bi = (lat.) Krankheit, z. B. in Morbidität

Morbus Basedow = Überfunktion der Schilddrüse, Kropfbildung, →Morbus, nach dem dtsch. Arzt Karl von Basedow (1799–1854)

Morbus Cushing = Krankheitsbild durch vermehrte kortikotrope Hormone, →Morbus, nach dem amerikanischen Gehirnchirurgen Harvey Cushing (1869–1939)

Morbus Hodgkin = →Hodgkin-Krankheit

Morbus sacer = →Epilepsie

Morphin, s, -s = ein Alkaloid, nach dem (griech.) Gott Morpheus

Morphologie, w, - = Lehre von der Gestalt und dem Bau der Lebewesen und ihrer Organe, von (griech.) morphe = Gestalt und →...logie

Mortalität, w, - = Sterblichkeit, Verhältnis der Todesfälle zur Gesamtzahl der Bevölkerung, von (lat.) mortalitas = das Sterben

Motilität, w, - = Gesamtheit aller unwillkürlichen Bewegungen (reflektorisch, vegetativ), Gegensatz: →Motorik, von (lat.) movere, motum = bewegen

Motorik, w, - = Gesamtheit aller willkürlichen, aktiven Muskelbewegungen, Gegensatz. →Motilität, von (lat.) motor = der Beweger

m-RNA, Abk. von *m*essenger-*R*ibo*n*ukleinsäure (engl. *a*cid), →messenger

MS, Abk. von *M*assen*s*pektroskopie = Analyseverfahren, bei dem der Stoff nach den Massen (Ladungs-/Massenverhältnissen) getrennt wird

MS, Abk. von →*M*ultiple *S*klerose

Mucus = (lat.) Schleim

Multi... = Bestimmungswort mit der Bedeutung viel, von gleichbedeutend (lat.) multus

Multipara, w, -, Plural ...paren = Pluripara = Frau, die mehrmals geboren hat, →Nullipara, von →Multi... und (lat.) parere = gebären

Multiple Sklerose, w, -, Abk.: MS = Erkrankung des Gehirns und/oder des Rückenmarks mit Bildung zahlreicher (multipler), später sklerotischer „Entmarkungsherde". Das sind Zonen, in denen Nervenzellen durch verminderten Sphingomyelingehalt freiliegen. Von außen induzierte Autoimmunerkrankung, von →Multi... und Sklerose

multus = (lat.) viel

Mumifikation, w, -, = Austrocknung nekrotischer Gewebeteile an der Luft, von (arabisch) mūmiyā' = Harz und (lat.) facere = machen

Muskel, m, -s = aus kontraktilen Fasern bestehendes Organ mit der Fähigkeit, Zugkräfte auszuüben, von (lat.) musculus = Mäuschen, Verkleinerungsbildung von (lat.) mus = Maus

Mutation, w, - = biologisch: Erbänderung; med.: Stimmbruch in der Pubertät, von (lat.) mutare = verändern

Myalgie, w, - = Muskelschmerz, von →Myo... und →...alg(es)ie

Myasthenie, w, - = 1) Krankhaft gesteigerte Ermüdbarkeit bestimmter Muskelgruppen; 2) Kurzbezeichnung für Myasthenia gravis pseudoparalytica: Ermüdbarkeit, zur vorübergehenden Lähmung führend, von →Myo... und (griech.) asthenes = kraftlos, schwach

Mydriase, w, - = (krankhafte oder durch Anwenden eines →Mydriatikums hervorgerufene) Erweiterung der Pupille, von (griech.) mydriasis = Krankheit der Pupillen

Mydriatikum, s, -s, Plural ...ka = pupillenerweiterndes Mittel, →Mydriase

Myelo..., vor Selbstlauten auch Myel... = Bestimmungswort mit der Bedeutung 1) das Knochenmark betreffend; 2) das Nerven-, besonders das Rückenmark betreffend, von (griech.) myelos = Mark

Myelose, w, - = 1) allg. Bezeichnung für myeloische Leukämie; 2) degenerative Herderkrankung des Rückenmarks, von →Myelo... und →...ose

Myko..., vor Selbstlauten meist Myk... = Bestimmungswort mit der Bedeutung Pilz..., von (griech.) myk<u>e</u>s = Pilz

Mykorrh<u>i</u>za, w, - = Symbiose zwischen einem Pilz (z.B. Basidiomyzeten) und einer höheren Pflanze, von →Myko... und (griech.) rhiza = Wurzel

Myk<u>o</u>se, w, - = durch niedere Pilze hervorgerufene Krankheit, von →Myko... und →...ose

Myo.., vor Selbstlauten meist My... = Bestimmungswort mit der Bedeutung Muskel..., von (griech.) mys = Maus

myog<u>e</u>n = von Muskeln ausgehend, muskulär bedingt, →Myo... und →...gen

Myok<u>a</u>rd, s, -(e)s = Herzmuskel, von →Myo... und →Kardia...

My<u>o</u>m, s, -s = gutartige Geschwulst des Muskelgewebes, von →Myo... und →...om

Myopath<u>ie</u>, w, - = allgemeine Muskelerkrankung, Oberbegriff für Myatonie, Myasthenie, Muskeldystrophie, von →Myo... und →...pathie

Myxo..., vor Selbstlauten meist Myx... = Bestimmungswort mit der Bedeutung Schleim, von (griech.) myxa = Schleim

Myxöd<u>e</u>m, s, -s = Unterfunktion der Schilddrüse (mit Weichteilschwellungen), von (griech.) myxa = Schleim und →Ödem

Myz<u>e</u>l, s, -s = Geflecht der Pilzfäden (Hyphen), von →Myko... und (griech.) h<u>e</u>los = Nagel

N

N., Abk. von nervus, →Nerv

NAD⁺, NADP⁺ = *N*ikotin-*A*denin-*Di*nukleotid-(*P*hosphat) = Koenzyme wasserstoffübertragender Enzyme

NADH, NADPH = hydrierte Form des →NAD⁺ bzw. NADP⁺

Narkose, w, - = allgemeine Betäubung des Organismus mit zentraler Schmerz- und Bewußtseinsausschaltung, von (griech.) narke = Krampf, Lähmung, Erstarrung

Narkotikum, s, -s, Plural ...ka = Betäubungsmittel, Stoff, der zentral Schmerz und Bewußtsein ausschaltet, von →Narkose

Narzißmus, m, - = psychoanalytischer Begriff: erotische Zuwendung zum eigenen Körper als „Sexualobjekt", von Narkissos, dem Namen eines schönen Jünglings, der sich beim Anblick seines Spiegelbildes in sich selbst verliebte

Nasopharyngitis, w, - = Epipharyngitis = Entzündung des Nasen-Rachen-Raums, von (germanisch) Nase, →Pharynx und →...itis

Nastie, w, - = Bewegung von Pflanzen durch den Bau des reagierenden Organs (z. B. das Öffnen von Blüten) auf einen die Bewegung auslösenden ein- oder allseitigen Reiz hin, →Tropismus, →Taxie, von (griech.) nastes = der Bewohner

nativ = natürlich, unverändert, angeboren, von (lat.) nativus = angeboren, natürlich

Nausea, w, - = Übelkeit, Brechreiz durch eine Bewegungskrankheit (→Kinetose), von (griech.) nausia = Seekrankheit

Nekrose, w, - = örtlicher Gewebstod, von (griech.) nekrosis = das Töten, nekros = Leiche

nematisch = „fadenförmig", Art, in der sich flüssige Kristalle anordnen können, von (griech.) nema = Gespinst, Faden

Nematoden (Plural) = „Fadenwürmer", Klasse der Schlauchwürmer, von (griech.) nema = Gespinst, Faden und (griech.) -eides = gestaltet, ähnlich

Neo..., vor Selbstlauten meist Ne... = von (griech.) neos = neu, z. B. in Neonatus

Neonatus, m, - = das Neugeborene (Kind), von →neo... und (lat.) nasci, natum = geboren werden

Neoplasma, s, -s, Plural ...men = (echte) Gewebsneubildung einer bösartigen Geschwulst, von →Neo... und →Plasma

neoplastisch = neugebildet

Nephritis, w, -, Plural ...itiden = Nierenentzündung, von →Nephro... und →...itis

Nephro..., vor Selbstlauten meist Nephr... = Bestimmungswort mit der Bedeutung Niere..., von (griech.) nephros = Niere

Nephron, s, -s, Plural ...ra = funktionelles Hauptstück der Niere, von →Nephro...

Nephrose, w, - = chronische, degenerative Nierenerkrankung, besonders des tubulären Systems, von →Nephro... und →...ose

nephrotoxisch = nierenschädigend, →Nephro... und →toxisch

Nerv, m, -s = aus parallelen Fasern bestehender, von einer Bindegewebshülle umgebener Strang zur Reizleitung, von (lat.) nervus = Sehne, Band

nerval = die Nerventätigkeit betreffend, durch das Nervensystem vermittelt (bedingt), →Nerv

Neuralgie, w, -, Plural ...ien = „Nervenschmerz", anfallsweise, im Ausbreitungsgebiet eines Nervs auftretender Schmerz ohne Sensibilitätsstörung oder Entzündung, von →Neuro... und →Algo...

Neurit, m, -en = lang ausgezogener, der →efferenten Reizleitung dienender Fortsatz des Achsenzylinders der Nervenzelle, von →Neuron

Neuritis, w, -, Plural ...itiden = akute oder chronische Entzündung der peripheren Nerven, oft mit Degenerationen und Ausfallerscheinungen, von →Neuron und →...itis

Neuro..., gelegentlich auch neuri..., vor Selbstlauten auch Neur... = Bestimmungswort mit der Bedeutung Sehne, Nerv..., →Neuron

Neuroglia, w, - = bindegewebige Stützsubstanz des Zentralnervensystems, von →Neuron und (griech.) glia = Leim

Neuroleptanalgesie, w, - = Narkoseform, bei der der Patient neben dem →Narkotikum, dem Muskelrelaxans und dem →Analgetikum ein →Neuroleptikum erhält. Die wichtigen Lebensfunktionen werden weniger beeinflußt, als durch die herkömmlichen Narkotika, von →Neuroleptikum und →Analgesie

Neuroleptikum, s, -s = **Neuroplegikum,** Plural ...ka = Stoff zum Behandeln von →Psychosen mit Verminderung des Antriebs und der Aggressivität, von →Neuron und (griech.) lambanein = nehmen, fassen

Neuron, s, -s = strukturelle Einheit aus Nervenzellen, deren →Dendriten und →Neuriten, Reizleitungsglied, von (griech.) neuron = Sehne, Band, Nerv

Neuropathie, w, - = Nervenleiden, insbesondere Anfälligkeit für Störungen im Bereich des vegetativen Nervensystems, →Neuro... und →...pathie

Neurose, w, - = durch gestörte Erlebnisverarbeitung entstandene Verhaltensanomalie mit seelischen Ausnahmezuständen und körperlichen Funktionsstörungen ohne organische Ursache, von →Neuron und →...ose

Neurotransmitter, m, -s = von Nerven gebildete Substanz zur Erregungsübertragung in den →Synapsen (Acetylcholin, Noradrenalin, Serotonin, Dopamin), von (engl.) to transmit = übertragen

NF, Abk. von *N*ational *F*ormulary

Nidation, w, - = Einnistung des befruchteten Eis, von (lat.) nidus = Nest

niger = (lat.) schwarz

Nikotin, s, -s = Alkaloid mit Wirkung auf die vegetativen Ganglien (zunächst anregend, dann lähmend), nach dem frz. Diplomaten u. Gelehrten Jean Nicot (etwa 1530–1600), der den Tabak nach Europa eingeführt haben soll

Niosomen (Plural) = submikroskopische Phase flüssigkristalliner Partikeln aus *n*icht*i*ogenen Emulgatoren, →...som

NMR, Abk. von *N*uclear *M*agnetic *R*esonance = kernmagnetische Resonanz (Spektroskopie), Analysemethode, die ein unkompensiertes Proton im Atom benutzt

N. N., Abk. von (lat.) nomen nescio = ich kenne den Namen nicht; Eintrag, wenn z. B. der Ausführende noch nicht feststeht

NNR(-Hormone), Abk. von *N*eben*n*ieren*r*inde(-nhormone)

noctu = nachts (ausgestelltes Rezept), von (lat.) noctu = bei Nacht

Nodus = (lat.) Knoten, z. B. in Internodien, nodulieren

Nomen = (lat.) Name

Nomogramm, s, -s = graphisches Bild von den funktionellen Zusammenhängen zwischen mehreren Veränderlichen, von (griech.) nomos = Brauch, Gesetz und →...gramm

nomotop = an der physiologisch normalen Stelle des Körpers vorkommend oder entstehend (insbesondere die im Sinusknoten ausgelösten Herzerregungen), von (griech.) nomos = Brauch, Gesetz und (griech.) topos = Platz

Nosode, w, - = aus krankhaftem Körpermaterial hergestelltes Arzneimittel zur Behandlung entsprechender Erkrankungen (→Homöopathie), von (griech.) nosos = Krankheit

Nox = (lat.) Nacht, z. B. in Noctal®

Noxe, w, - = Krankheitsursache, Stoff oder Umstand, der eine schädigende Wirkung ausübt, von (lat.) noxa = Schaden

NRF, Abk. von *N*eues *R*ezept *F*ormularium = Sammlung neu bearbeiteter DRF-Rezepturen

...ns = Endung in Verbaladjektiven (Partizip Präsens aktiv): Funktion ..., z. B. in laxans

Nucleus, m, -, Plural Nuclei = biologisch: Zellkern; med.: 1) Nervenkern; 2) Kurzbezeichnung für Nucleus pulposus = Gallertkern zwischen den Wirbeln, von (lat.) nucleus = Kern

Nuklid = →Radionuklid

Nullipara, w, -, Plural ...paren = Frau, die noch kein Kind geboren hat, von (lat.) nullus = keiner und (lat.) parere = gebären

Nykturie, w, - = vermehrte nächtliche Harnausscheidung, von (griech.) nyktos = Nacht und →...urie

Nymphomanie, w, - = Mannstollheit, gesteigerter Geschlechtstrieb bei Frauen, von (griech.) nymphe = Braut, jung vermählte Frau und (griech.) mania = Tollheit

O

Ø, Abk. von →Urtinktur

ÖAB, Abk. von *Österreichisches Arzneibuch*

O-Antigen, s, -s = Bestandteil der Bakterienzellwand, chemisch ein Oligosaccharid, →Antigen

Obduktion, w, - = gerichtlich angeordnete Leichenöffnung (zum Klären der genauen Todesursache oder zu Lehrzwecken), von (lat.) obducere, obductum = etwas vorziehen, i. S. von (dem Gericht) vorführen

oblongus = (lat.) länglich, verlängert, z. B. in Medulla oblongata, Oblong-Tablette

obsolet = überholt, veraltet, von (lat.) obsolescere = sich abnutzen, Geltung verlieren

Obstipation, w, - = (Stuhl)Verstopfung, von (lat.) ob... und stipare = gegen ... hinstopfen

Oculus, m, -, Plural ...li = (lat.) Auge, z. B. in Okular

Ocusert® = Therapeutisches System in der Ophthalmologie zum Einlegen in den Bindehautsack des Auges; es gibt seinen Wirkstoff konstant über eine längere Zeit ab, von →Oculus und →Insertion 3)

Ödem, s, -s = krankhafte Ansammlung seröser Flüssigkeit im Gewebe, von (griech.) oidema = Geschwulst

Odonto..., vor Selbstlauten Odont... = Bestimmungswort mit der Bedeutung Zahn, von gleichbedeutend (griech.) odous

Odor, m, -s = (lat.) Geruch, z. B. in Desodorans

...odynie = Nachsilbe weiblicher Hauptwörter mit der Bedeutung Schmerz, von (griech.) odyne = Schmerz, Qual

Offizin, w, - = Verkaufsraum der Apotheke, von (lat.) officina = Werkstätte

offizinell = die in den Arzneibüchern festgelegten Arzneimittel betreffend

...oideus, -a, -um = Suffix mit der Bedeutung ... ähnlich, z. B. in thyreoideus

Ointment (engl.) Salbe

Okklusion, w, - = Verschluß von (lat.) occlusus = verschlossen

Okular, s, -s = das dem Auge zugekehrte Linsensystem eines optischen Instruments, von →oculus

Oleum = (lat.) Öl, z. B. in Oleomycetin®

oleosus = (lat.) ölig, von →Oleum

Oligo..., vor Selbstlauten Olig... = Bestimmungswort mit der Bedeutung wenig, gering, von gleichbedeutend (griech.) oligos, z. B. in Oligurie

oligodynamisch = in kleinsten Mengen wirkend, von →Oligo... und (griech.) dynamis = Kraft

Oligomenorrhoe, w, - = zu seltene Regelblutung, →Oligo... und →Menorrhoe

Oligosaccharid, s, -(e)s = aus wenigen Zuckermolekülen zusammengesetzes Kohlenhydrat, von →Oligo... und →Saccharum

Oligospermie, w, - = verminderte Spermienzahl im →Ejakulat, →Oligo... und →Sperma

Oligurie, w, - = verminderte Harnausscheidung, von →Oligo... und →...urie

...olus, -a, -um = (Verkleinerungsform), z. B. in Nucleolus

...om = Suffix mit der Bedeutung Geschwulst, aus dem Griech. übernommene Endung sächlicher Hauptwörter, z. B. in Malignom, Karzinom

Onko... = Bestimmungswort mit der Bedeutung Geschwulst, von (griech.) ogkos = angeschwollen, z. B. in Onkologie

Oo... (gesprochen O-o...) = Präfix mit der Bedeutung Ei, von (griech.) oon = Ei, z. B. in Oogenese

opak = undurchsichtig, von (lat.) opacus = beschattet

Opaleszenz, w, - = perlmuttartiges Schimmern, vom Opal und (neulat.) escere = aussehen nach

Operation, w, - = chirurgischer Eingriff, von (lat.) operor, operatus = arbeiten

Ophthalmie, w, - = Augenentzündung, von →Ophthalmo...

Ophthalmo..., vor Selbstlauten meist Ophthalm... = Bestimmungswort mit der Bedeutung Auge, von gleichbedeutend (griech.) ophthalmos

Opium, s, -s = Rausch- und Betäubungsmittel, von (griech.) opion = Mohnsaft

...or = Suffix mit der Bedeutung (Krankheits-)Zustand, z. B. in Tremor

oral = durch den Mund, zum Mund gehörend, von (lat.) os, oris = Mund

Organ, s, -s = Körperteil eines (mehrzelligen) Lebewesens mit einheitlicher Funktion und entsprechendem Bau, von (griech.) organon = Werkzeug

Organell, s, -s = 1) Teil des Zellkörpers von Einzellern; 2) allgemeine Bezeichnung für Feinstrukturen der Zelle, Verkleinerung von →Organ

organisch = 1) belebt, lebendig, auf ein Organ bezogen, zu ihm gehörend (Gegensatz: funktionell); 2) Kohlenstoffverbindungen enthaltend, z. B. in organische Chemie, →Organ

Organismus, m, -, Plural ...men = 1) Gesamtsystem der Organe des lebenden Körpers; 2) tierische oder pflanzliche Lebewesen, →Organ

Ortho..., vor Selbstlauten Orth... = Bestimmungswort mit der Bedeutung aufrecht, gerade, richtig, von gleichbedeutend (griech.) orthos, z. B. in Orthopädie

Orthopädie, w, - = Lehre von der Erkennung und Behandlung angeborener und erworbener Fehler der Haltungs- und Bewegungsorgane, von →Ortho... und (griech.) pais = Kind

orthostatisch = das Aufrechtstehen betreffend, von →Ortho... und (griech.) stasis = Stehen, Stellung

orthotrop = aufrecht (wachsend), Gegensatz: →plagiotrop, von →Ortho... und →...trop

Os (Genitiv: Oris) = (lat.) Mund, z. B. in per os, peroral

Os (Genitiv: Ossis) = (lat.) Knochen

...ose = Suffix mit der Bedeutung 1) Vorgang bzw. dessen Ergebnis; 2) pathologischer Zustand, Krankheit, z. B. in Phagozytose, Nekrose

Osmose, w, - = Durchgang von Wasser (und anderen Lösemitteln) durch eine halbdurchlässige Membran in eine konzentriertere Lösung, von (griech.) osmos = das Stoßen (der Moleküle an die Membran?)

Ösophagus, m, -, Plural ...gi = Speiseröhre, von (griech.) oisein = Futur von tragen, bringen und (griech.) phagema = Essen, Speise

Osteo..., vor Selbstlauten auch Oste... = Bestimmungswort mit der Bedeutung Knochen von (griech.) osteon = Knochen, z. B. in Osteoporose

Osteoklast, m, -en = 1) „Knochenfreßzelle", mehrkernige Riesenzelle mit der Fähigkeit, Knochen aufzulösen, 2) chirurgisches Instrument zum Brechen verkrümmter Knochen, von →Osteo... und (griech.) klan = brechen

Osteomalazie, w, - = mangelhafter Einbau von Mineralien in das Knochengerüst, „Knochenerweichung", von →Osteo... und (griech.) malakos = weich, zart

Osteomyelitis, w, -, Plural ...itiden = Knochenmarksentzündung, von →Osteo... und (griech.) myelos = Mark

Osteopathie, w, - = allgemeine Bezeichnung für eine Knochenerkrankung, →Osteo... und →...pathie

Osteoporose, w, - = Schwund des festen Knochengewebes und Vergrößerung der Markräume, von →Osteo... und (griech.) poros = Öffnung

Ostium, s, -s, Plural Ostia = Öffnung, Eingang, Mündung von (lat.) ostium = Eingang

Östrogen, s, -s = weibliches Sexualhormon, von →Östrus und →...gen

Östrus, m, - = „Brunst", Zustand gesteigerter geschlechtlicher Erregung mit Paarungsbereitschaft, von (griech.) oistros = Pferdebremse, Stachel, Leidenschaft

...osus, -a, -um = Suffix mit der Bedeutung: reich an ..., ...haltig

Otitis, w, -, Plural ...itiden = Ohrenentzündung, von →Oto... und →...itis

Oto..., vor Selbstlauten und h Ot... = Bestimmungswort mit der Bedeutung Ohr, z. B. in Otalgan®

Otosklerose, w, - = anlagebedingte, zu fortschreitender Schwerhörigkeit führende Erkrankung des Mittelohrs, von →Oto... und →Sklerose

ototoxisch = gehörschädigend, →Oto... und →toxisch

Ovar, s, -s = Kurzform von Ovarium: Eierstock, weibliches Geschlechtsorgan, von (lat.) ovum = Ei

Ovulationshemmer, m, -s = hormonelles Arzneimittel zur Unterdrückung der Eireifung, des Eisprungs (Ovulation), von (lat.) ovum = Ei

Ovum, Ovulum = (lat.) Ei, kleines Ei, z. B. in Ovulation, Ovar

Ovulum, s, -s, Plural …la = „Scheidenzäpfchen" = kugelige Applikationsform von Arzneimitteln zum Einführen in die Scheide, von (lat.) ovulum = kleines Ei

Oxy… = Bestimmungswort mit der Bedeutung 1) scharf, spitz, herb, sauer; 2) Sauerstoff enthaltend, - brauchend, z. B. in Oxyhämoglobin

Oxygemium, s, -s = Sauerstoff, von →oxy… 1) und →…gen, „Säure bildend", da man früher annahm, daß Säuren immer Sauerstoff enthalten

Oxytozin, s, -s = Hypophysenhinterlappenhormon, das kontrahierend auf den Uterus wirkt und so die Geburt auslöst, die Wehen unterhält, von (griech.) okys = schnell und (griech.) tokos = das Gebären

Oxyuren, w, – (Plural) = Madenwürmer (z. B. Enterobius vermincularis), von →Oxy… und (griech.) oyra = Schwanz

P

p. a., Abk. von pro analysi = für Analysenzwecke

Pädiatrie, w, - = Kinderheilkunde, Teilgebiet der Medizin, das sich mit den Krankheiten des Säuglings- u. Kindesalters beschäftigt, von (griech.) pais, Genitiv paidos = Kind

Palatum, s, -s = (lat.) Gaumen

palliativ = die Beschwerden einer Krankheit lindernd (nicht die Ursachen bekämpfend), von (lat.) palliare = mit einem Mantel bedecken

pallidus = (lat.) bleich, blaß

Palpation, w, - = Abtasten; Untersuchung von dicht unter der Körperoberfläche liegenden Organen durch Betasten, von (lat.) palpare = sanft klopfen, streicheln

paluster = (lat.) sumpfig

Pan... = Bestimmungswort mit der Bedeutung all..., ganz, völlig, von gleichbedeutend (griech.) pas, sächlich: pan, z. B. in panchromatisch

Pankreas, s, - = Bauchspeicheldrüse, von (griech.) pagkreas = Gekrösedrüse (das Gekröse besteht aus einem verdoppelten Bauchfell mit den Nerven und Gefäßen des Dünndarms)

Papel, w, - = flaches Hautknötchen, kleine bis linsengroße Hauterhebung (z. B. bei Syphilis), von (lat.) papula = Blatter, Bläschen

Papille, w, - = 1) warzenförmige Hauterhebung; 2) Kurzbezeichnung für Papilla mammae (Brustwarze) oder Papilla nervi (Eintrittsstelle der Sehnerven in die Netzhaut); 3) Geschmacksknospe auf der Zunge, von (lat.) papilla = Brustwarze

Papillom, s, -s = gutartige, den Hautpapillen ähnliche Geschwulst, →Papille und →...om

Para..., vor Selbstlauten meist Par... = Präfix mit der Bedeutung bei, neben, entlang, über, hinaus, abweichend, von gleichbedeutend (griech.) para, z. B. in Parapsychologie

paradox = ungewöhnlich, widersinnig, von (griech.) paradoxos = wider Erwarten

Parakeratose, w, - = gestörte Verhornung der Haut mit Schuppenbildung, von →Para... und →Kerato...

Paralyse, w, - = 1) vollständige Lähmung der motorischen Nerven (eines Körperteils); 2) degenerative, entzündliche Atrophie („Erweichung" des Gehirns), von (griech.) paralysis = Lähmung der Glieder an einer Seite des Körpers, Schlagfluß

Paranoia, w, - = Verrücktheit, aus inneren Ursachen folgende Entwicklung von Wahnvorstellungen, von (griech.) paranoia = Torheit, Wahnsinn

paranoid = der Paranoia ähnlich, →Paranoia und →...id

Parasit, m, -en = 1) tierischer oder pflanzlicher Schmarotzer; 2) der weniger ausgebildete verwachsene Paarling einer Zwillingsmißgeburt, von (griech.) parasitos = bei einem anderen essend

para-Stellung = 1,4-Stellung der Substituenten am Benzolring

Parästhesie, w, - = anomale Körperempfindung (Kribbeln, „Einschlafen" der Glieder), von →Para... und (griech.) aisthesis = Sinneswahrnehmung

Parasympath(ik)olytikum, s, -s, Plural ...ka = Stoff, der die Wirkung des Acetylcholins am →Parasympathikus →kompetitiv hemmt, von →Parasympathikus und (griech.) lyein = lösen

Parasympath(ik)omimetikum, s, -s, Plural ...ka = Stoff, der wie Acetylcholin den →Parasympathikus erregt, von →Parasympathikus und (griech.) mimeisthai = nachahmen

Parasympathikus, m, - = der dem →Sympathikus entgegen wirkende Teil des vegetativen Nervensystems. Er aktiviert z. B. die Verdauungsorgane und setzt Atmung und Kreislauf herab. Von Para... und (griech.) sympathein = mit- oder zugleich leiden

Parathormon, s, -s = Hormon der Nebenschilddrüse, das den Kalzium- und Phosphatstoffwechsel steuert, von →Para... und →Hormon

paratus = (lat.) bereitet, z. B. in Präparat

Paratyphus, m, - = dem Typhus ähnliche, jedoch leichter verlaufende und von anderen Erregern verursachte Infektionskrankheit des Darms, von →Para... und →Typhus

Parenchym, s, -s = botanisch: Grundgewebe des pflanzlichen Vegetationskörpers; med.: das eigentliche, der spezifischen Funktion dienende Organgewebe (Unterschied: Stütz- und Bindegewebe), von →Para... und (griech.) egchyma = das Eingegossene

parenteral = unter Umgehung des Magen-Darm-Kanals (verabreicht, injiziert, infundiert u. a.), von →Para... und →Entero...

Parese, w, - = leichte, unvollständige Lähmung oder Schwäche eines Muskels, einer Extremität, von (griech.) paresis = Erschlaffung

Parfum, s, -s = Duftstoff, von (lat.) per fumum = durch den Rauch

Parkinsonismus, m, - = auf Dopaminmangel in den Hirnstamm-Neuronen beruhende Krankheit mit unterschiedlichen Auswirkungen, „Schüttellähmung", nach dem engl. Arzt James Parkinson (1755–1824)

Parodontitis, w, -, Plural ...itiden = Entzündung des Zahnbettes mit Bildung von Taschen und Lockerung der Zähne, von →Para..., (griech.) odous = Zahn und →...itis

Parodontose, w, - = Zahnfleischschwund, nicht entzündliche Erkrankung des Zahnbettes mit Lockerung der Zähne, von →Para..., (griech.) odous = Zahn und →...ose

Parotis, w, - = Kurzbezeichnung für die Ohrspeicheldrüse = Glandula parotis

Parotitis, w, -, Plural ...itiden = Entzündung der Ohrspeicheldrüse, P. epidemica = Mumps, von →Parotis und →...itis

partial, partiell = anteilig, teilweise, nicht überall auftretend, von (lat.) pars = Teil von ..., gleichbedeutend (frz.) partielle

Partus, m, - = (lat.) Geburt

parvus = (lat.) klein, minor = kleiner, minimus = der Kleinste

PAS, Abk. von *Para*mino*s*alicylsäure

Pascal = SI-Einheit des Drucks, 1 Pa = 1 N/m^2, 1 hPa = 1 mbar, (h = Hekto- = 100), 1 mm Hg = 0,133 kPa, nach dem frz. Philosophen, Mathematiker und Physiker Blaise Pascal (1623–1662)

Paste, w, - = Salbe mit festen Bestandteilen in größeren Anteilen, von (mittellat.) pasta = Teig

Pasteurisation, w, - = Verfahren zur kurzzeitigen Haltbarmachung hitzeempfindlicher Materialien (z. B. Milch) durch Erhitzen, wodurch die meisten Mikroorganismen abgetötet werden, nach dem frz. Chemiker und Mikrobiologen Louis Pasteur (1822–1895)

Patho..., ...pathie = Bestimmungswort mit der Bedeutung Krankheit, Leiden, Einwirkung, Behandlung (z. B. in Homöopathie), von (griech.) pathos = Krankheit, Leiden, auch Leidenschaft

pathogen = Krankheiten erregend oder verursachend (Gegensatz: apathogen), von →Patho... und →...gen

Pathogenese, w, - = Entstehen einer Krankheit, →Ätiologie, von →Patho... und →...genese

Pathologie, w, - = Lehre von den Krankheiten, ihrer Entstehung und den durch sie auftretenden Veränderungen, von →Patho... und →...logie

Pearl-Index = Anzahl der Schwangerschaften pro 100 Anwendungsjahre empfängnisverhütender Methoden, nach dem amerikanischen Biologen Raymond Pearl (1879–1940)

Pectus, pectoralis = (lat.) Brust bzw. die Brust betreffend, z. B. in Angina pectoris

pektanginös = →Angina pectoris

Pellagra, s, -s = Vitaminmangelkrankheit, bei Fehlen von Nicotinamid und Vitamin B$_2$, von (griech.) pella = Haut, Leder, Pelz und (griech.) agra = Fang, Beute

Pellet = (engl.) Kügelchen

Penetration, w, - = Eindringen eines krankhaften Prozesses oder Fremdkörpers, von (lat.) penetrare = hinein-, durchdringen

...penie = Bestimmungswort mit der Bedeutung Mangel an ..., von (griech.) penia = Armut, Mangel

Peptid, s, -(e)s = aus Aminosäuren aufgebautes Molekül, Spaltprodukt des Eiweißabbaus, von (griech.) peptos = verdaut, verdaulich

Per... = Präfix mit der Bedeutung durch, hindurch; 1) örtlich, z. B. in Perforation; 2) zeitlich, z. B. in permanent; 3) als Verhältniswort mit der Bedeutung durch, mit, gegen, von gleichbedeutend (1–2) (lat.) per, 3) von (griech.) per = ganz, gänzlich

perakut = extrem rasch verlaufend (einsetzend), →akut

Perforation, w, - = 1) Durchbruch, Durchstoßung eines Organs, z. B. Magen, Gebärmutter; 2) flüssig-flüssig Extraktionsverfahren, von (lat.) perforare, perforatum = durchlöchern

perforatus = (lat.) durchlöchert

Peri... = Präfix mit der Bedeutung um ... herum, über, über ... hinaus, von gleichbedeutend (griech.) peri

perianal = um den After herum, →Peri... und →anal

Perianth, s, -s = Blütenhüllblätter (Kelch-, Kronblätter), von →Peri... und (griech.) anthos = Blüte

Periduralanästhesie, w, - = Epiduralanästhesie = Betäubung durch Einspritzen von Anästhetika in den Raum zwischen Wirbel und Rückenmarkshaut, von →Peri... und Dura (mater) = harte Hirnhaut. Die Methode wird heute ausschließlich am Rückenmark angewandt

Perikard, s, -(e)s = Herzbeutel, →Myokard, von →Peri... und (griech.) kardia = Herz

Perikarditis, w, - = Herzbeutelentzündung, →Perikard und →...itis

Perikarp, s, -(e)s = Fruchtwand, von →Peri... und (griech.) karpos = Frucht

Perineum, s, -s = Damm, von gleichbedeutend (griech.) perineon

Periost, s, -(e)s = Knochenhaut, von →Peri... und (griech.) osteon = Knochen

Peripherie, **peripher** = Umgebung bzw. außen liegend, von (griech.) peripherein = herumtragen

Peristaltik, w, - = von den Wänden der muskulösen Hohlorgane ausgeführte Bewegung, bei der sich die einzelnen Abschnitte nacheinander zusammenziehen und so den Inhalt des Organs transportieren (z.B. Speiseröhre, Darm, Harn- und Eileiter), von (griech.) peristaltikos = umfassend und zusammendrückend

Peritonäum, s = Bauchfell, von gleichbedeutend (griech.) peritonaion

Peritonitis, w, - = Bauchfellentzündung, →Peritonäum und →...itis

Perkolation, w, - = erschöpfendes Extraktionsverfahren, von (lat.) percolare = durchseihen

perkutan = durch die Haut (hindurch), von (lat.) per = durch, hindurch und (lat.) cutis = Haut

perlingual = über die Zunge (resorbiert), →Per... und →Lingua

permanent = bleibend, fordauernd, von (lat.) permanere = bleiben

permeabel = durchgängig, -lässig, von (lat.) permeare = durchgehen, durchdringen

Pernio, w, -, Plural ...iones = 1) Frostbeule; 2) Sammelbezeichnung für verschiedene, auf Gewebsschädigung durch Kälte beruhende Krankheiten, von (lat.) pernio = Frostbeule

perniziös = bösartig, verderblich, von (lat.) pernicies = Verderben, Untergang

peroral = (lat.) per os, durch den Mund (appliziert), von →Per... und →Os

persistent = anhaltend, andauernd, von (lat.) persistere = stehenbleiben

Perspiration, w, - = Hautatmung, Wasserabgabe durch die Haut, von →Per... und (lat.) spirare = blasen, wehen, atmen

Pertussis, w, -, Plural ...sses = Keuchhusten, von →Per... und →Tussis

Pes = (lat.) Fuß, auch fußartiges Gebilde, Ansatzstelle eines Organs

Pessar, s, -s, Plural ...ria und ...rien = „Mutterring", Stützvorrichtung aus Hartgummi o. ä. bei Lageanomalien, →IUP, von (griech.) pessos = (länglich-runder) Stein im Brettspiel

PET, Abk. von *P*ositronen-*E*mmissions-*T*omographie; Methode u. a. zur Verlaufskontrolle von Stoffwechselvorgängen und Arzneimittelwirkungen; sie benutzt ^{11}C, ^{13}N, ^{18}O, welche Positronen aussenden, →Positron, →Emission, →Tomographie

Petit mal = (frz.) „kleines Übel", kleiner epileptischer Anfall, kurzzeitige Trübung des Bewußtseins ohne Krämpfe

PG, Abk. von *P*rostaglandin; es stimuliert die Adenylat-Zyklase, fördert die Tätigkeit der Hormondrüsen

pH, Abk., Name und Formelzeichen für eine dimensionslose Größe, definiert (nach DIN) als der mit (−1) multiplizierte Zehnerlogarithmus der Wasserstoffionen-Aktivität. Mögliche Ableitungen des p: Von (lat.) potentia = Stärke, (lat.) pondus Gewicht oder (franz.) puissance = Kraft

Phage, m, -n, **...phage,** = Bestimmungswort mit der Bedeutung (Bakterien-)Zellen auflösendes Kleinstlebewesen. Phage = →Bakteriophage, von (griech.) phagein = fressen

Phagozyt, m, -en = „Freßzelle", die eingedrungene Fremdstoffe aufnimmt, durch Enzyme auflöst und unschädlich macht, von →Phage und →...zyt

Phagozytose, w, - = 1) durch →Phagozyten bewirkte Auflösung; 2) Aufnahme von Feststoffen in eine Zelle, von →Phagozyt und →...ose

Phallus, m, -, Plural ...lli = männliches Glied, von gleichbedeutend (griech.) phallos

Phänotyp, m, -s = „Erscheinungsbild" eines Individuums, durch Umweltfaktoren bestimmte Ausprägung der Erbanlagen (Gegensatz: Genotyp), von (griech.) phainesthai = erscheinen und (griech.) typos = Gepräge, Muster

Phäochromozytom, s, -s = Adrenalin produzierendes Neoplasma des Nebennierenmarks, histologisch mit Chromsalzen anfärbbar, von (griech.) phaios = schwärzlich, grau, →Chromo..., (griech.) kytos = Höhlung und →...om

Pharmako... = Bestimmungswort mit der Bedeutung Arzneimittel, von gleichbedeutend (griech.) pharmakon

Pharmakodynamik, w, - = Lehre von der Wirkungsweise der Arzneimittel am Wirkort, von →Pharmako... und (griech.) dynamis = Kraft, Vermögen

Pharmakognosie, w, - = „Drogenkunde", Lehre von der Bestimmung und Einordnung der Arzneipflanzen, von →Pharmako... und (griech.) gnosis = das Erkennen

Pharmakokinetik, w, - = quantitative Beschreibung der Reaktion zwischen Arzneistoff und Organismus (Resorption, Verteilung, Biotransformation und Exkretion) und der Metaboliten, von →Pharmako... und (griech.) kinein = bewegen

Pharmakologie, w, - = Lehre von der Wirkung der Arzneistoffe auf den Organismus, von →Pharmako... und →...logie

Pharmakon, s, -s, Plural ...ka = (griech.) Heilmittel

Pharmakopöe, w, - = amtliches Arzneibuch, Verzeichnis der →offizinellen Arzneimittel mit Vorschriften über Beschaffenheit, Zubereitung und Aufbewahrung, von →Pharmako... und (griech.) poiein = machen, hervorbringen

Pharmazeut(in), m oder w, -en oder - = Apotheker(in), Fachleute der Pharmazie, Arzneimittelfachleute, von (griech.) pharmakeuein = Heilmittel anwenden

Pharmazie, w, - = Wissenschaft von den Arzneimitteln, von (griech.) pharmakeia = Gebrauch des Heilmittels

Pharyngitis, w, - = Rachenentzündung, Rachenkatarrh, →Pharynx und →...itis

Pharyngo..., vor Selbstlauten Pharyng... = Bestimmungswort mit der Bedeutung den Rachen, Schlund betreffend, von →Pharynx

Pharynx = (griech.) Rachen, Schlund

PHB, Abk. von P*ara*h*ydroxy*b*enzoe*säure

Ph. Eur., Abk. von P*h*armacopoea *Eu*ropaea

Ph. Helv., Abk. von P*h*armacopoea *Helv*etica

...phil = Bestimmungswort mit der Bedeutung liebend, zu etwas neigend, von gleichbedeutend (griech.) philos, z. B. in hydrophil

Phimose, w, - = angeborene, auch durch Geschlechtskrankheiten erworbene Verengung der Vorhaut des Penis, von (griech.) phimosis = Verengung

Ph. Int., Abk. von P*h*armacopoea *In*ternationalis

Phlebitis, w, - = Venenentzündung, →Phlebo... und →...itis

Phlebo..., vor Selbstlauten Phleb... = Bestimmungswort mit der Bedeutung Vene, Venen..., von (griech.) phleps = Blutader, z. B. in Phlebitis

Phlegma, s, -s = Schwerfälligkeit, Trägheit, von (griech.) phlegma = Brand, Hitze, im med. Sinn: Zähflüssigkeit, Schleim

...phob = Bestimmungswort mit der Bedeutung abstoßend, von (griech.) phobos = Furcht, z. B. in hydrophob

Phobie, w, - = krankhafte Angst in Form einer →Psychose, von (griech.) phobos = Furcht

...phor = Bestimmungswort mit der Bedeutung tragend, von (griech.) phoros = tragend, z. B. in Karpophor

Photophobie, w, - = „Lichtscheu" infolge Blendungsempfindlichkeit z. B. bei Masern, Migräne, von (griech.) phos = Licht und →...phob

...phyll = Bestimmungswort mit der Bedeutung Blatt, von (griech.) phyllon = Blatt, z. B. in Mesophyll

Phylogenie, w, -, = **Phylogenese,** w, - = Stammesgeschichte der Lebewesen, von (griech.) phylon = Stamm, Geschlecht und (griech.) genesis = Entstehung

Physik, w, - = Naturwissenschaft, die die quantitativ erfaßbaren Naturvorgänge erforscht, von (griech.) physis = Natur

Physio... = Bestimmungswort mit der Bedeutung Natur, natürlich, die natürlichen Lebensvorgänge betreffend, physikalisch, z. B. in Physiologie

Physiologie, w, - = Lehre von den Grundlagen des allgemeinen Lebensgeschehens, den normalen Lebensvorgängen und Funktionen des Organismus, von →Physio... und →...logie

physisch = körperlich (Gegensatz: psychisch), von (griech.) physis = Natur

Phyto..., **...phyt** = Bestimmungswort mit der Bedeutung Pflanze, Gewächs, z. B. in Phytopharmakon

Phytochemie = Chemie der Pflanzen und deren Inhaltsstoffe, von →Phyto... und →Chemie

Phytohormon, s, -s = „Pflanzenhormon"; sie zeigen keine so strenge Wirkungsspezifität, z. B. das Wuchshormon Auxin, von →Phyto... und →Hormon

Pigment, s, -(e)s = med.: körpereigener Farbstoff in den Zellen; pharm.: unlöslicher Farbstoff in feinster Zerteilung, von (lat.) pigmentum = Farbe, Farbstoff

Pinozytose, w, - = Flüssigkeitsaufnahme (→Phagozytose) in die Zelle durch Einstülpen der Zellmembran, von (griech.) pinein = trinken und (griech.) kytos = Höhlung

Pinzette, w, - = kleine Faßzange, von gleichbedeutend (frz.) pincette

Pipette, w, - = Glasinstrument zum Abmessen kleiner Flüssigkeitsmengen, von gleichbedeutend (frz.) pipette

Pistill, s, -s = keulenartiges Gerät zum Zerkleinern fester Stoffe oder Reiben (Rühren) von halbfesten Arzneiformen, aus Metall, Porzellan oder Melamin, von (lat.) pistillum = Reibekeule

Pix = (lat.) Teer (Pech)

PKA, Abk. von *P*harmazeutisch-*k*aufmännische(r) *A*ssistent(in)

plagiotrop = entlang des Erdbodens wachsend (→orthotrop), von (griech.) plagios = quer, schief, schräg und →...trop

Planta = (lat.) Pflanze, Setzling, z. B. in Transplantation, Implantation

Plantarreflex, m, -es = reflektorisches Krümmen der Zehen zur Fußsohle hin, fehlt bei Pyramidenbahnläsion. von (lat.) planta = Fußsohle

Plaque, w, - = 1) umschriebener, etwas erhöhter Hautfleck; 2) bakterienhaltiger, weicher Zahnbelag, von (frz.) plaque = Platte, Fleck

Plasma, s, -s = biologisch: →Protoplasma; med.: →Blutplasma, physikalisch: Zustand ionisierter, elektrisch leitender Materie, von (griech.) plasma = Gebilde

Plasmo... = Bestimmungswort mit der Bedeutung Gebildetes..., von →Plasma

Plasmodesmen (Plural) = Plasmaverbindungen zwischen benachbarten Zellen eines pflanzlichen Gewebes, von →Plasma und (griech.) desmos = Band

Plasmodium, s, -s = 1) mehrkerniger Zellverband ohne wahrnehmbare Zellgrenzen (Symplasma); 2) Gattung von Einzellern, die im Blut des Menschen schmarotzen und Krankheiten (Malaria) verursachen, von →Plasma und (griech.) -eides = ähnlich gestaltet

Plastik, w, - = operative Formung, Wiederherstellung von Organen und Gewebeteilen, von (griech.) plassein = bilden, formen

Plazebo, s, -s = Medikament ohne Wirkstoff, das dem „echten" Medikament in Form, Aussehen und Geschmack gleicht, von (lat.) placebo = ich werde gefallen

Plazenta, w, -, Plural …ten = „Mutterkuchen", Organ, das den Stoffaustausch zwischen Mutter und Fetus vermittelt, von (lat.) placenta = Kuchen

Pleura, w, -, Plural …ren = Brustfell, innere Wände des Brustkorbs, von (griech.) pleura = Seite, Rippen

Plexus, m, - = „Geflecht", netzartige Verknüpfung von Nerven und Blutgefäßen, von (lat.) plectere, plexum = flechten

Pneumo…, vor Selbstlauten meist Pneum… = Bestimmungswort mit der Bedeutung 1) Luft, Gas; 2) Atemluft; 3) Lunge, z. B. in Pneumokokke, von (griech.) pneuma = Hauch, Luft, pneumon = Lunge

Pneumonie, w, - = Lungenentzündung, von →Pneumo…

POD, Abk. von *Peroxi*dase, →GOD

Polio… = Bestimmungswort mit der Bedeutung die graue Nerven-, Hirn- oder Rückenmarkssubstanz betreffend, von (griech.) polios = grau, weißlich

Poliomyelitis, w, -, Plural …itiden = Entzündung der grauen Rückenmarkssubstanz, P. epidemica = spinale Kinderlähmung, von →Polio…, →Myelo… und →…itis

Pollution, w, - = unwillkürlicher Samenerguß im Schlaf, von (lat.) polluere, pollutum = besudeln, verunreinigen

Poly… = Bestimmungswort mit der Bedeutung viel, zahlreich, von gleichbedeutend (griech.) polys, z. B. in polyvalent

Polyarthritis, w, - = Entzündung zahlreicher Gelenke, →Poly… und →Arthritis

Polymerisation, w, - = Bildung kettenartiger (Makro-)Moleküle aus meist gleichartigen oder ähnlichen Bestandteilen, von →Poly… und (griech.) meros = Teil

Polymorph, s, -s, auch als Adjektiv = Stoff, der in mehreren Kristallstrukturen (Modifikationen) vorkommt; vielgestaltig, von →Poly… und (griech.) morphe = Gestalt

Polyneuritis, w, -, Plural …itiden = auf größere Abschnitte des peripheren Nervensystems ausgedehnte →Neuritis, →Poly…

Polyp, m, -en = gutartige Geschwulst der Schleimhäute, von (griech.) polypous = Vielfuß

Polypeptid, s, -(e)s = aus ca. 10–100 Aminosäuren aufgebautes Molekül. Größere Moleküle heißen dann →Proteine, von →Poly… und →Peptid

polyploid = mehrfachen Chromosomensatz enthaltend, →haploid, →diploid, von →Poly… und →haploid

Polysaccharid, s, -(e)s = Molekül aus vielen Zuckern (z. B. Stärke, Zellulose), von →Poly… und →Saccharum

Polysom, s, -s = Gebilde aus 4–7 Ribosomen, die durch ein fadenförmiges →m-RNA-Molekül verbunden sind und der Proteinbiosynthese dienen, von →Poly… und (griech.) soma = Körper

Polyurie, w, - = krankhaft vermehrte Harnausscheidung, von →Poly… und →…urie

polyvalent = in mehrfacher Beziehung wirksam, z. B. gegen mehrere Gifte oder Krankheitserreger, von →Poly... und (lat.) valere = Wirkung haben

Porphyrie, w, - = Ausscheidung großer Porphyrinmengen oder deren Vorstufen im Urin, von (griech.) porphyra = Purpurschnecke, Purpur und →...urie

Porphyrisator, m, -s = Gerät zum Zerreiben kleiner Mengen fester Stoffe, bestehend aus einer rauhen, geschliffenen Glasplatte und einem ebensolchen →Pistill, von (griech.) porphyr = Reibstein

Positron, s, -s = positiv geladenes Elementarteilchen mit gleicher Masse wie das Elektron, Kurzwort aus positiv und →Elektron

post, auch als Präfix = (lat.) nach, z. B. in →post partum

post., Abk. von →posterior

post abortum = nach einer Fehlgeburt, →post und →Abort

posterior, -ius = hinterer, am weitesten →dorsal gelegen, von gleichbedeutend (lat.) posterior, →anterior

postoperativ = nach einer Operation, von →post und →Operation

post partum = (lat.) nach der Geburt, von →post und →Partus

posttraumatisch = nach einer Verletzung auftretend, von →post und →Trauma

Potenz, w, - = med.: 1) Leistungsfähigkeit; 2) Kurzbezeichnung für Potentia coeundi = Fähigkeit zum Geschlechtsverkehr; pharm.: Verdünnungsgrad eines homöopathischen Arzneimittels (→D, →C, →LM-Potenz), von (lat.) potentia = Vermögen, Kraft

potenzieren = 1) die Wirkung eines (Arznei-)Mittels verstärken; 2) eine Arznei homöopathisch verdünnen, →Potenz

ppm, ppb, Abk. von (engl.) *p*arts *p*er *m*illion, *p*arts *p*er *b*illion = gewöhnlich das Gewichtsverhältnis $1:10^6$ bzw. $1:10^9$

PP-Faktor, Abk. von *P*ellagra-*P*räventiv-Faktor = Nikotinamid, von →Pellagra und →präventiv

Prä..., neuestens auch Pre... = Präfix mit der Bedeutung vor ..., von gleichbedeutend (lat.) prae, z. B. in präventiv, Precursor

Präkanzerose, w, - = Krankheit, die zu Krebs führt (führen kann), von →Prä... und (engl./lat.) cancer = Krebs

praec., Abk. von (lat.) praecipitatus = gefällt

praecipitatus = (lat.) gefällt, z. B. in Präzipitat

praecox = (lat.) vorzeitig, verfrüht

Präkoma, s, -s, Plural ...mata = Vorstadium eines Komas: leichte Bewußtseinsstörung, von →Prä... und →Koma

Präkursor = →Precursor

Prämedikation, w, - = medikamentöse Vorbereitung des Patienten auf einen Eingriff, von →Prä... und →Medikation

pränatal = vor der Geburt (von der 28. Schwangerschaftswoche bis zur Geburt), von →Prä... und natus = Geburt

Präparat, s, -(e)s = pharm.: Herstellungs- oder Zubereitungsprodukt; biologisch/med.: Demonstrationsobjekt, von (lat.) praeparare, praeparatum = vorbereitet

pratensis = (lat.) auf Wiesen wachsend

Präservativ, s, -s, auch als Adjektiv = →Kondom, Verhütungsmittel; vorbeugend, verhütend, von →Prä... und (lat.) servare = beobachten, bewachen

präventiv = vorbeugend, die Entstehung einer Erkrankung verhütend, von (lat.) praeventiare, praeventum = zuvorkommen

Präzipitat, s, -(e)s, **Präzipitation,** w, - = Niederschlag, Ausfällungs- oder Koagulationsprodukt (→Koagulation) bzw. Ausfällung, von (lat.) praecipitatio = Herabstürzen

Precursor, m, -s = (engl.) Vorstufe, Ausgangsstufe, Vorläufer

pressorisch = blutdrucksteigernd, von (lat.) premere, pressum = drücken

Primäraffekt, m, -(e)s = erstes Anzeichen oder Stadium einer Krankheit, insbesondere der Syphilis, von (lat.) afficere, affectum = einwirken, befallen

Primärharn, m, -(e)s = der vom →Glomerulum filtrierte, noch nicht konzentrierte Harn

pro, Pro... (auch als Präfix) = (lat.) vor, für, von gleichbedeutend (griech./ lat.) pro, z.B. in pro die, pro narcosi, Prognose

pro baln., Abk. von (lat.) pro balneo = für das Bad

Proband, m, -en = 1) Versuchsperson für Arzneimitteltests; 2) Ausgangsperson bei erbbiologischen Forschungen, von (lat.) probare = erproben, untersuchen

pro d., Abk. von (lat.) pro die = pro Tag

Prodromalphase, w, - = den eigentlichen Krankheitssymptomen vorausgehende Phase, von (griech.) prodromos = Vorbote, Vorläufer

Prognose, w, - = Vorhersage des Krankheits- oder Gesundungsverlaufs, von (griech.) prognosis = das Vorherwissen

pro inf., Abk. von (lat.) 1) pro infantibus = für Kinder; 2) pro infusione = für die Infusion

Proktitis, w, -, Plural ...itiden = Mastdarmentzündung, von →Prokto... und →...itis

Prokto... = Bestimmungswort mit der Bedeutung After, Mastdarm, von gleichbedeutend (griech.) proktos

prolabiert = vorgefallen, →Prolaps

Prolaps, m, -es = Vorfall, Heraustreten von Organteilen aus einer natürlichen Körperöffnung, von (lat.) prolabi, prolapsum = vorwärtsgleiten, vorwärtsfallen

Proliferation, w, - = Wucherung des Gewebes durch Zellvermehrung, von (lat.) proles = Nachkomme und (lat.) ferre = tragen

prolonged release = (engl.) hinhaltende Freisetzung des Arzneistoffs, →sustained release (nicht immer einheitlich gebrauchte Begriffe)

Promiskuität, w, - = Geschlechtsverkehr mit wechselnden Partnern, von (lat.) promiscuus = gemischt

Prophylaxe, w, - = vorbeugende Maßnahme, von (griech.) prophylassein = vor etwas Wache halten

Prophylaktikum, s, -s, Plural ...ka = vorbeugendes, vor einer Krankheit schützendes Mittel, →Prophylaxe

Prostaglandin, s, -s, Abk.: PG = hormonähnliche, in der Samenflüssigkeit gefundene Substanz, die u. a. blutdrucksenkend wirkt, die glatte Muskulatur erregt und die Lipolyse hemmt, von →Prostata und →Glandula

Prostata, w, -, Plural ...tae = „Vorsteherdrüse". Sie gibt alkalisches Sekret ab, das den Hauptteil der Samenflüssigkeit ausmacht, von (griech.) prostates = Vorsteher

Protein, s, -s (gesprochen Prote-in) = aus (mehr als 100) Aminosäuren aufgebauter Eiweißstoff, →Polypeptid, von (griech.) protos = erster, hier i. S. von das zuerst Gebildete

Proteinurie, w, - = Ausscheidung von Protein im Harn, von →Protein und →...urie

Prothallium, s, -s = haploider Teil der Farne, von →Pro... und (griech.) thallos = Spößling

Prothese, w, - = künstlicher Ersatz fehlender Körperteile, von (griech.) protithenai = vorsetzen

Proto..., vor Selbstlauten meist Prot... = Bestimmungswort mit der Bedeutung (der Reihenfolge nach) erster, von (griech.) protos = Erster, z. B. in Protoplasma, Proton

Proton, s, -s = positiv geladenes, stabiles Elementarteilchen, Kern des Wasserstoffatoms, von (griech.) protos = Erster

Protoplasma, s, -s = Innensubstanz der tierischen und pflanzlichen Zelle (einschließlich Zellkern), von →Proto... und →Plasma

Protozoon, s, -s, (gesprochen ...zo-on), Plural ...zoen = Urtierchen, den niedersten Tierstamm bildender, einzelliger Organismus; unter den Protozoen sind Krankheitserreger, von →Proto... und (griech.) zoon = Lebewesen

protrahiert = verlängert(e) oder verzögert(e Wirkung eines Medikaments), von (lat.) protrahere = hinziehen

pro us. ext., – int., – med., – prop., – vet., Abk. von (lat.) pro usu externo, – interno, – medicinalo, – proprio, – veterinario = für den äußerlichen, innerlichen, arzneilichen, eigenen, tierärztlichen Gebrauch

proximal = der Körpermitte bzw. dem zentralen Teil des Körpers näher gelegen, Gegensatz: →distal, von (lat.) proximus = der Nächste

Prurigo, w, - = Bildung von juckenden Hautknötchen, von (lat.) prurigo = Jucken, Geilheit

Pruritus, m, - = Hautjucken, Juckreiz, von (lat.) prurire, pruritum = jucken

Pseudo..., vor Selbstlauten auch Pseud... = Bestimmungswort mit der Bedeutung falsch, scheinbar, vorgetäuscht, von (griech.) pseudein = belügen, täuschen

Psoriasis, w, -, Plural ...iasen = „Schuppenflechte", chronisches Hautleiden mit Bildung silberweißer, geschichteter Schuppen, von (griech.) psora = Krätze, Räude

Psyche, w, - = „Seele", Seelenleben, der subjektive der Körpersphäre entgegengesetzte Bereich des Individuums, von (griech.) psyche = Seele

psychisch = seelisch, geistig, von →Psyche

Psycho... = Bestimmungswort mit der Bedeutung Seele..., von →Psyche

Psychopathie, w, - = aus einer erblichen Disposition sich entwickelnde Abartigkeit des Gefühls- und Gemütslebens, von →Psyche und →...pathie

Psychopharmakon, s, -s, Plural ...ka = Sammelbegriff für auf die →Psyche wirkende Mittel, z.B. →Neuroleptikum, →Ataraktikum, →Hypnotikum, →Thymoanaleptikum, →MAO-Hemmer, →Psychotonikum, →Analeptikum, von →Psyche und →Pharmakon

Psychose, w, - = Geisteskrankheit, zeitlich abgegrenzte Seelenstörung innerhalb des Lebenslaufes, von →Psyche und →...ose

psychosomatisch = die seelisch-leiblichen Wechselwirkungen betreffend, von →Psyche und (griech.) soma = Körper

Psychotherapie, w, - = Behandlung psychischer und körperlicher Erkrankungen durch systematische Beeinflussung des Seelenlebens, von →Psyche und →Therapie

Psychotonikum, s, -s, Plural ...ka = Arzneimittel, das psychisch anregend wirkt, von →Psyche und →Tonikum

Pubertät, w, - = Zeit der eintretenden Geschlechtsreife, von gleichbedeutend (lat.) pubertas

Puff, m, -s, (gesprochen paff) = Balbiani-Ring, Ort der Genexpression (aktive Gene), der bei „Riesenchromosomen" der Dipteren im Lichtmikroskop als lokale Anschwellung des Chromosoms erscheint, Ort der →m-RNA-Synthese, von (engl.) puff = Bausch, Wulst

Pulmo = (lat.) Lunge, z.B. in Pulmonalsklerose

pulmonal = die Lunge betreffend, von →Pulmo

Pulpa, w, -, Plural ...pae = pharm.: Mus aus Pflanzenteilen; med.: Mark, von (lat.) pulpa = Fleisch, Fleischiges

Puls, m, -es = die vom Herzschlag angetriebene Druckwelle des Blutes in den Arterien, von (lat.) pellere, pulsum = stoßen, schlagen

Pulv., Abk. von (lat.) pulvis = Pulver, z.B. in Pulv. subt. = (lat.) Pulvis subtilis = feines Pulver

Pulvis = (lat.) Pulver

punktieren = Flüssigkeit (seltener Gewebe, →Biopsie) mittels einer Hohlnadel aus Körperhöhlen und Organen entnehmen, von (mittellat.) punctare = Einstiche machen

Pupille, w, - = kreisrunde, dunkle Öffnung in der Mitte der Regenbogenhaut, von (lat.) pupilla = eigentlich Waisenmädchen, später: Augapfel

pur., Abk. von (lat.) purus = rein, purissimus = reinst

Purgans, s, -, Plural ...anzien = stärkeres Abführmittel, von (lat.) purgare = reinigen

Purpura, w, -, Plural ...rae = Blutfleckenkrankheit, Auftreten punktförmiger Blutgerinnsel (mit Fleckenbildung) in Haut- und Schleimhaut, von (lat.) purpura = Purpurschnecke, -Farbe

purus = (lat.) rein

Pustel, w, - = Eiterbläschen, etwa linsengroße, eiterhaltige, Oberhautentzündung, oft an der Mündung eines Haarfollikels, →Effloreszenz, von (lat.) pustula = Bläschen

PVA, Abk. von *Polyvinylalkohol*

PVC, Abk. von *Polyvinylchlorid*

PVP, Abk. von *Polyvinylpyrrolidon*

Pyelo..., vor Selbstlauten Pyel... = Bestimmungswort mit der Bedeutung Becken, Nierenbecken, von (griech.) pyelos = Trog, Wanne, Becken

Pyelonephritis, w, -, Plural ...itiden = gleichzeitige Entzündung des Nierenbeckens und der Nieren, von →Pyelo... und →Nephritis

Pykniker, m, -s = kräftiger, gedrungener Körperbautyp (mit Neigung zum Fettansatz), von (griech.) pyknos = dicht, fest, derb

pyknisch = untersetzt, gedrungen, dickleibig

Pyknometer, s, -s = Gerät zur Bestimmung der Dichte, von (griech.) pyknos = dicht und →...meter

Pylorospasmus, m, - = 1) Krampf des Magenpförtners; 2) Verengung des Magenpförtners durch Narben, Geschwüre, Krebs (Pylorusstenose), von →Pylorus und →Spasmus

Pylorus, m, -, Plural ...ri = (Magen)Pförtner, von (griech.) pyloros = Torhüter

Pyo..., vor Selbstlauten meist Py... = Bestimmungswort mit der Bedeutung Eiter, eitrig, von (griech.) pyon = Eiter

Pyodermie, w, - = Eiterausschlag der Haut, →Pyo... und →Derma

pyramidal, →extrapyramidales System

Pyro... = Bestimmungswort mit der Bedeutung Feuer, Fieber..., von (griech.) pyr, Genitiv pyros = Feuer

Pyrogen, s, -s, auch als Adjektiv = fiebererzeugender Stoff (Lipopolysaccharid); fiebererzeugend, von →Pyro... und →...gen

Pyrolyse, w, - = verschwelungsähnliche thermische Zersetzung bei hohen Temperaturen und unter Sauerstoffausschluß, von →Pyro... und →Lyse

Q

Quarantäne, w, -, (gesprochen Ka…) = zeitlich (auf ursprünglich 40 Tage) begrenzte Absonderung von Personen mit Verdacht auf Infektionskrankheiten, von (frz.) quarantaine = Anzahl von 40 (Tagen)

Quick-Methode, Quick-Wert = Bestimmung der Gerinnungszeit (der Prothrombinzeit) des Blutes bei Antikoagulanzien-Therapie (→ Antikoagulans), nach dem amerikanischen Arzt A. J. Quick (geb. 1894)

Quincke-Ödem, s, -s = allergisch bedingte Schwellung im Gesichtsbereich, nach dem dtsch. Arzt H. I. Quincke (1842–1922) und → Ödem

q. s., Abk. von (lat.) *q*antum *s*atis = so viel wie nötig

R

®, Abk. von *r*egistrated (as Trade Mark) = eingetragenes (geschütztes) Warenzeichen

Rabies, w, - = (lat.) Tollwut = →Lyssa

Rachitis, w, -, Plural ...itiden = „Englische Krankheit", Vitamin-D-Mangelkrankheit, Störung des Kalzium- und Phosphatstoffwechsels, dadurch Knochenerweichung, Rückgratkrümmung u. a., von (griech.) rachis = Rücken..., Rückgrat

rad, Abk. von (engl.) *r*adio *a*bsorbed *d*ose = alte Einheit der absorbierten Strahlenmenge, 1 rad = 10^{-2} J/kg, neue Einheit Gray (Gy) = 100 rad

Rad., Abk. von (lat.) Radix = Wurzel

Radio... = Bestimmungswort mit der Bedeutung Strahlen..., von (lat.) radius = Stab, Strahl, z. B. in Radiologie

Radioimmunoassay, m, -s = Ende der 50er Jahre zunächst für die quantitative Bestimmung von Insulin entwickelte Methode. Das Verfahren beruht auf der kompetitiven Bindung eines radioaktiven Antigens an einen Antikörper, wobei der gebundene Anteil durch Messen des verbliebenen (freien) Antigens bestimmt wird. 1–10 pg lassen sich noch erfassen, von (engl.) assay = Prüfung, →Radio..., →Immunoassay

Radiologe, m, -n = Facharzt für Strahlenheilkunde, von →Radio... und →...logie

Radionuklid, s, -(e)s, auch kurz: Nuklid = international übliche Bezeichnung für ein radioaktives Isotop, von →Radio..., (lat.) nucleus = Kern und →...id

Radix, w, -, Plural Radices = med.: Wurzel, Ursprungsstelle eines Organs, Nervs oder Körperteils; pharm./botanisch: Wurzel einer Pflanze, von gleichbedeutend (lat.) radix

rasp., Abk. von (lat.) raspatus = geraspelt

razemisch, razemös = med./botanisch: traubenförmig; pharm.: rechts- und linksdrehend (i. S. eines Gemisches rechts- und linksdrehender Verbindungen), von (lat.) racemus = Traube, Weinbeere

Re... = Präfix mit der Bedeutung zurück, wieder, wiederholt erfolgend, rückläufig, entgegengerichtet, von gleichbedeutend (lat.) re-, z. B. in Rehabilitation

Reagenz, s, -es, Plural ...enzien = Stoff für eine (biologisch/chem.) Reaktiion, von →Re... und (lat.) agere = tun, handeln

Reanimation, w, - = Wiederbelebung, von →Re... und (lat.) animare, animatum = beleben

rebound-Effekt = Rückpralleffekt; der Organismus steuert einer Arzneistoffwirkung entgegen. Diese Gegensteuerung schießt über, wenn die Arzneistoffwirkung plötzlich fehlt. Z. B. sieht man Blutdrucksteigerungen nach absetzen von Clonidin; der Effekt beruht wahrscheinlich auf einer Steigerung der Rezeptorenzahl und damit einer vermehrten Sensibilisierung, von (engl.) rebound = Rückschlag, Rückstoß

Recyclat, s, -s = Produkt, welches aus aufgearbeitetem Altmaterial besteht, von →Re... und →Zyklus

Reduktion, w, - = chem.: Elektronenentzug, Entzug von Sauerstoff, Aufnahme von Wasserstoff; biologisch: Verminderung der Chromosomenzahl, von →Re... und (lat.) reducere, reductum = zurückziehen, -führen

reflektorisch = auf dem Reflexwege, →Reflex

Reflex, m, -es = unwillkürliche Reaktion eines Muskels auf einen von außen kommenden Reiz, von (lat.) reflectere, reflexum = zurückbiegen

Reflexion, w, - = physikalisch: Zurückwerfen von Licht- und Schallwellen; med.: Beugung oder Abknickung eines Organs, →Reflex

Reflux, m, -es = Rückfluß einer Flüssigkeit innerhalb eines Organs, z. B. der Niere, von (lat.) refluere, refluxum = zurückfließen

Refraktion, w, - = Brechung elektromagnetischer Wellen (Licht) an einer Grenzfläche, von →Re... und (lat.) refractum = zerbrochen

Regeneration, w, - = med.: Heilung; biologisch: Ersatz zugrundegegangener Zellen und Gewebe, von →Re... und (lat.) regenerare = von neuem hervorbringen

Rehabilitation, w, -, **Rehabilitierung,** w, - = Wiedereingliederung Benachteiligter in das Berufs- und Privatleben, von →Re... und (lat.) habilitare = geeignet, fähig machen

Rekonvaleszenz, w, - = →Konvaleszenz

Rektum, s, -s, Plural ...ta = Mastdarm, verkürzt aus (lat.) Intestinum rectum = gestreckter Darm (die Bedeutung paßt nicht zur anatomischen Form), →Intestinum

rektal = zum Mastdarm gehörend, durch ihn erfolgend

Relaxans, s, -, Plural ...anzien = erschlaffend wirkendes Mittel, von (lat.) relaxare = schlaff, locker machen

releasing-Faktor = vom Hypothalamus gebildete Substanz, die die Bildung und Ausschüttung der Hypophysenhormone steuert, einfaches Peptid, von (engl.) to release = freigeben

rem, s, -s, Abk. von (engl.) *r*oentgen *e*quivalent *m*an = eine alte Einheit für die Dosis ionisierender Strahlen, die die gleiche biologische Wirkung am menschlichen Gewebe hat wie 1 rad der Bezugsröntgenstrahlung mit 200 kV Beschleunigungsspannung, neue Einheit Sievert (Sv) = 1/100 rem

Ren, m, - = (lat.) Niere

renal = die Niere betreffend, →Ren, z. B. in Adrenalin

rep., Abk. von (lat.) repetatur = darf wiederholt (abgegeben) werden

Repellent, s, -s, (gesprochen ri...) = chemischer Stoff, der (z. B. auf Insekten) eine abstoßende Wirkung hat und sie so fernhält, von (engl.) to repel = abweisen

Repressor, m, -s, Plural ...oren = spezifisches, die →Transkription ein- und ausschaltendes Protein, von (lat.) reprimere, repressum = zurückdrängen

RES, Abk. von →Retikulendotheliales System

Resektion, w, - = das operative Entfernen kranker oder defekter Teile eines Organs oder Körperteils, Gegensatz: →Ektomie, von (lat.) resecare, resectum = wegschneiden, entfernen

Residuum, s, -s, Plural ...duen oder ...dua = 1) Rückstand, Rest (z. B. von Harn oder Luft im Organ); 2) Dauerfolge einer Krankheit, von (lat.) residuus = zurückbleibend

Residual... = Bestimmungswort mit der Bedeutung zurückbleibend, Rest, →Residuum

Resina = (lat.) Harz, z. B. in Resinat

Resistenz, w, - = 1) Widerstand, Festigkeit beim Betasten; 2) Widerstandsfähigkeit von schädlichen Krankheitserregern gegenüber Chemotherapeutika, von (lat.) resistere, resistum = sich widersetzen

Resorption, w, - = 1) Aufnahme von Nahrungs- oder Arzneimitteln in den Organismus; 2) Aufnahme von Blut oder serösen Flüssigkeiten ins Gewebe, von →Re... und (lat.) sorbere, sorptum = hineinschlürfen

resorbieren = (in die Blutbahn) aufnehmen, →Resorption

Respiration, w, - = Atmung, von (lat.) respirare = Atem holen (eigentlich: zurückblasen), →Aspiration

Respirationstrakt, m, -s = Sammelbezeichnung für die Atemwege, →Respiration

respiratorisch = die Atmung betreffend, →Respiration

Retard..., **retardieren** = verzögert, verlängert bzw. verzögern, verlängern, von (lat.) retardare = verzögern, zurückhalten

Retention, w, - = Verhaltung, Unmöglichkeit einer Ausscheidung, Abflußbehinderung, unvollständige Entwicklung, von (lat.) retinere = zurückhalten

Retikuloendotheliales System, s, -s, (RES) = Retikulohistozytäres System (RHS) = System von →Endothel- und Retikulumzellen, die als Freß- und Speicherzellen fungieren und für die Stoffwechselvorgänge, die Immunkörperbildung und die Beseitigung von Abfall und Fremdstoffen von Bedeutung sind, von (lat.) reticulum = kleines Netz, (lat.) rete = Netz

Retina, w, -, Plural ...nae = Netzhaut des Auges, von (lat.) rete = Netz

Retro... = Präfix mit der Bedeutung rückwärts, nach hinten, zurück, von gleichbedeutend (lat.) retro, z. B. in retrokardial = hinter dem Herzen gelegen

reversibel = umkehrbar, von (lat.) revertere, reversum = umkehren

Rezept, s, -(e)s = urkundlich rechtsgültige, schriftliche Anweisung des Arztes an den Apotheker zur Abgabe eines Arzneimittels oder zur Ausführung bestimmter therapeutischer Maßnahmen, von (lat.) recipere = annehmen

Rezeptor, m, -s = 1) Struktur einer Zelle zur Aufnahme bestimmter Reize (z. B. Chemo-, Photo-, Thermo-, Schmerz-, taktiler Rezeptor); 2) reaktionsfähige Stelle einer Körperzelle, an der sich passende Antigene verankern, von (lat.) recipere, receptum = annehmen

Rezeptur, w, - = 1) Zubereitung eines Arzneimittels aufgrund eines →Rezepts; 2) Arbeitsbereich in der Apotheke für 1), →Rezept

rezessiv = biologisch: nicht in Erscheinung tretend, verdeckt, Gegenteil: →dominant, von (lat.) recedere, recessum = zurücktreten

Rezidiv, s, -s, als Adjektiv: rezidivierend = Rückfall in die überstandene Krankheit bzw. wiederkehrend, von (lat.) recidere = zurückfallen

Rhagade, w, - = Hautriß, Schrunde, von (griech.) rhagas = Riß

Rheologie, w, - = Lehre von der Mechanik flüssiger und partikulärer, fester Stoffe, von (griech.) rheos = das Fließen und →...logie

Rhesusfaktor, m, - = im Rhesus-Affen entdeckte, bei ca. 85% der Menschen vorkommende, dominant vererbte Eigenschaft der Erythrozyten. Rhesusfaktor positiv = Rh, negativ = nicht vorhanden = rh

Rheumatismus, m, -, Plural ...men = schmerzhafte Erkrankung der Gelenke, Muskeln, Nerven, Sehnen, von gleichbedeutend (griech.) rheumatismos, eigentlich: das Fließen. Nach der Vorstellung der antiken Medizin wird der Rheumatismus von im Körper „herumfließenden" Krankheitsstoffen verursacht

Rh-Faktor, Abk. von →*Rh*esusfaktor

Rhinitis, w, -, Pl ...itiden = Nasenkatarrh, Schnupfen, Nasenschleimhautentzündung, von (griech.) rhis, Genitiv rhinos = Nase und →...itis

Rhino..., vor Selbstlauten meist Rhin... = Bestimmungswort mit der Bedeutung Nase, Geruchszentrum, von (griech.) rhis = Nase, z. B. in Rhinitis, Rhinencephalon (oder auch Rhinozeros)

Rhinopharyngitis, w, - = Entzündung des Nasen-Rachen-Raums, →Rhino..., →Pharynx und →...itis

Rhiz., Abk. von Rhizoma = Wurzelstock

Rhizoma = (griech.) Wurzelstock, dtsch.: Rhizom

Rhythmus, m, -, Plural ...men = taktmäßige Gleichförmigkeit bzw. Wiederkehr einer Bewegung, eines Vorgangs, von gleichbedeutend (griech.) rhythmos

Ribosom, s, -s = submikroskopische Partikeln im Zellplasma, besonders im →RES, wo die Proteinbiosynthese abläuft, von Ribose und →...som

Rickettsie, w, - = zwischen Bakterien und Viren stehender, gramnegativer, unbeweglicher, vielgestaltiger Mikroorganismus, der in lebenden Zellen parasitiert; Erreger zahlreicher Infektionskrankheiten, übertragen durch Insekten, nach dem amerikanischen Pathologen H. T. Ricketts (1871–1910)

Rigor, m, -s, **Rigidität,** w, - = Versteifung, Starre (besonders von Muskeln), von (lat.) rigere = starr sein („rigoros")

rigid = starr, steif, von gleichbedeutend (lat.) rigidus

Riva-Rocci-Apparat = Apparat zur arteriellen Blutdruckmessung mit Hilfe eines Quecksilbermanometers und einer aufpumpbaren Gummimanschette, nach dem ital. Arzt S. Riva-Rocci (1863–1937)

RNA, Abk. von *R*ibo(se)*n*ukleinsäure (*a*cid)

Roborans, s, -, Plural ...ranzien = Stärkungsmittel, von (lat.) roborare = stärken

Röntgen, s, -, (R) = Einheit der Ionendosis von Röntgen- und Gammastrahlen. 1 R = $2{,}5 \cdot 10^{-4}$ C/kg, nach dem dtsch. Physiker W. C. Röntgen (1845–1923)

Rosazea, w, - = bei Frauen in höherem Lebensalter auftretende chronische Hautkrankheit mit charakteristischer Rötung, Hautabschuppung, Knötchenbildung im Bereich der Gesichtshaut, von (lat.) rosaceus = rosenfarbig

Rot., Abk. von (lat.) rotulum = Plätzchen

Rotula, Plural Rotulae = (lat.) Plätzchen

Rp., Ab. von (lat.) recipe = Nimm ...

RR, in der med. Umgangssprache abkürzende Bezeichnung für den mit dem → *R*iva-*R*occi-Apparat gemessenen Blutdruck

RRSB, Abk. einer Methode zur Darstellung einer Korngrößeanalyse, nach *R*osin, *R*ammler, *S*perling und *B*enett

RS-Virus, s, -, Plural ...ren = Virus, das beim Menschen banale Erkältungskrankheiten hervorruft, von (engl.) *r*espiratory *s*yncytial virus

ruber = (lat.) rot, z. B. in Bilirubin

rubr., Abk. von (lat.) ruber, rubra, rubrum = rot

Rudiment, s, -(e)s = nicht mehr vollständig ausgebildete, verkümmerte Ausgangsform eines angelegten Körperorgans oder -teiles, von (lat.) rudimentum = erster Anfang, erster Versuch

Ruptur, w, - = spontane, traumatische oder bei operativen Eingriffen erfolgende Zerreißung eines Gefäßes oder Gewebes, von (lat.) rumpere, ruptum = brechen, zerreißen

S

S., Abk. von (lat.) signa = bezeichne (mit ...)

Saccharum = (lat.) Zucker, auch gleichbedeutend (griech.) sakcharon

Sadismus, m, - = sexuelle Befriedigung in der Lust an körperlichen und seelischen Quälereien (anderer). Gegensatz: →Masochismus, nach dem frz. Schriftsteller Marquis de Sade (1740–1814, Verfasser realistisch-exakter Darstellungen von Perversionen)

sagittal = in der Mittelebene, von (lat.) sagitta = Pfeil, auch i. S. von „pfeilartig" verwendet

Sal = (lat.) Salz, z. B. in Saluretikum

Salmonellen (Plural) = Gattung begeißelter, gramnegativer Stäbchen, die sich aerob und anaerob vermehren und beim Menschen Infektionen u. a. Typhus abdominalis, Paratyphus A, B und C verursachen, nach dem amerikanischen Pathologen D. E. Salmon (1850–1914)

Saluretikum, s, -s, Plural ...ka = durch Salzausscheidung harntreibendes Mittel, von →Sal und (griech.) ouron = Harn, →Diuretikum

Salus = (lat.) Gesundheit

salvus = (lat.) heil, wohlbehalten, z. B. in Salvarsan®

sanguineus = (lat.) blutig, sanguis = Blut

Sanguiniker, m, -s = Temperamentstyp des „blutvollen", d. h. lebhaften, beweglichen Menschen, von (lat.) sanguis = Blut

sanus = (lat.) gesund, z. B. in Sanitäter, sanieren

Sapo = (lat.) Seife, z. B. in Saponine

Saprophyt, m, -en = Kleinlebewesen, das von (auf) abgestorbenen, organischen Substanzen lebt; →Parasit, von (griech.) sapros = faul, verfault und →Phyto...

Sarkom, s, -s = bösartige Bindegewebsgeschwulst mit Neigung zum Metastasieren, von (griech.) sarx, Genitiv sarkos = Fleisch und →...om

sativus = (lat.) angebaut, von satio = die Aussaat

s. c., Abk. von (lat.) sub cutem = subkutan = unter der/die Haut

Scabies = (lat.) Krätze, →Skabies

Schanker, m, -s = Geschlechtskrankheit mit Hautgeschwüren; harter Schanker = →Lues, weicher Schanker = Ulcus molle, über frz. aus (lat.) cancer = Krebs

Scharlach, m, - = akute, durch Streptokokken hervorgerufene Infektionskrankheit der Kinder mit Rachenrötung, Angina, kleinfleckigem Exanthem, von (mittellat.) scarlatum = rote Farbe

Schistosoma, s, -s = Pärchenegel, Gattung von in Blutgefäßen schmarotzenden Saugwürmern, →Bilharziose, von (griech.) schistos = gespalten und (griech.) soma = Körper (die Männchen schließen bei der Begattung die Weibchen in einen Längsspalt ein)

Schizo... = Bestimmungswort mit der Bedeutung Spalt, gespalten, von (griech.) schizein = spalten

schizogen = Hohlräume durch Auseinanderweichen von Zellen bildend, Gegensatz →lysigen, von →Schizo... und →...gen

Schizophrenie, w, - = Spaltungsirresein, Denkzerfall, von →Schizo... und (griech.) phren = Geist, Gemüt

Schock, m, -(e)s = akutes Kreislaufversagen mit ungenügender Sauerstoffversorgung lebenswichtiger Organe, von (frz.) choc = Stoß, Erschütterung (da meist durch Unfall hervorgerufen)

screening = (engl.) allgemeine Suchmethode an einer großen Zahl von Objekten, gewöhnlich Tieren, um einen bestimmten Effekt, z. B. eine Arzneiwirkung, zu finden

Seborrhoe, w, -, (gesprochen ...rö) = „Talgfluß", übermäßige Absonderung der Talgdrüsen, von (lat.) sebum = Talg und rhein = fließen

Sebum = (lat.) Talg, z. B. in Seborrhöe

second messenger = (engl.) zweiter Bote, intrazelluläre Überträgersubstanz (c-AMP). Sie wirkt nach Adsorption z. B. eines Hormons an die Zellwand als Überträger der (Steuer-)Information

Sedativum, s, -s, Plural ...va = Beruhigungsmittel, von (lat.) sedare, sedatum = beschwichtigen, beruhigen, machen

sedativus = (lat.) beruhigend, z. B. in Sedativum

Sedierung, w, - = Beruhigung, →sedativus

Sekretion, w, - = Absonderung, von (lat.) secernere, secretum = absondern, ausscheiden

Sekretolyse, w, - = medikamentöse Lösung von zähflüssigem Sekret (z. B. in den Bronchien), von →Sekretion und →Lyse

Selektion, w, - = Auswahl, Auslese, von (lat.) seligere, selectum = auswählen

Sem., Abk. von (lat.) Semen = Samen

Semen = (lat.) Samen, z. B. in Insemination

Semi... = Bestimmungswort mit der Bedeutung halb..., von (lat.) semis = halb

semipermeabel = halbdurchlässig (für Wasser, nicht für große Moleküle und hydratisierte Ionen), von →Semi... und →permeabel

senil = greisenhaft, von gleichbedeutend (lat.) senilis, z. B. in Dementia senilis

sensibel = 1) empfindsam (bezogen auf die Psyche); 2) die Reizaufnahme von Nerven betreffend, von (lat.) sensibilis = empfindsam

sensitiv = leicht reizbar, empfindsam, von (lat.) sentire, sensus = fühlen, empfinden

sensorisch = die Sinnesorgane betreffend, → Sensus

Sensorium, s, -s, Plural …ria = 1) das Bewußtsein; 2) nur im Plural: Gebiete der Großhirnrinde, in denen Sinnesreize bewußt werden, Sensus

Sensus = (lat.) Sinn, Empfindung

Sepsis, w, - = allgemeine Blutvergiftung durch im Blut verbreitete Bakterien, von (griech.) sepsis = Fäulnis

serös = 1) aus Serum bestehend; 2) serumähnliches Sekret absondernd, → Serum

Serum, s, -s = 1) fibrinfreies Plasma; 2) fibrinfreies, Immunkörper enthaltendes Blutplasma, von (lat.) serum = wässeriger Teil der geronnenen Milch

Shigella, w, -, Plural …llen = Gattung gramnegativer, unbeweglicher, unbegeißelter, sporenloser, zu den Salmonellen zählender Bakterien, neulat. Bildung aus dem Namen des japanischen Bakteriologen K. Shiga (1870–1957)

Shunt, m, -(s) = „Nebenschluß": 1) Öffnung in der Herzscheidewand infolge angeborenen Defekts; 2) Verbindungsweg zwischen dem kleinen und großen Kreislauf infolge falscher Einmündung der großen, herznahen Gefäße; 3) durch Operation hergestellter Verbindungsweg zwischen Blutgefäßen des großen und kleinen Kreislaufs; 4) elektrischer Widerstand im Nebenschluß, von (engl.) shunt = Nebenschluß

sicc., Abk. von (lat.) siccus, siccatus = trocken, getrocknet

siccatus, siccus = (lat.) getrocknet, trocken

silvaticus = silvester = Wald…, von (lat.) silva = Wald

similis = (lat.) ähnlich

sine = (lat.) ohne

Singultus, m, - = Schluckauf, von (lat.) singultus = Schluchzen, Schlucken

Sinus frontalis, m, - = Stirn(bein)höhle, von (lat.) sinus = Rundung, Krümmung, Bucht

Sinusitis, w, -, Plural …itiden = 1) Entzündung einer Nasennebenhöhle; 2) Entzündung eines Hirnblutleiters, von (lat.) sinus = Rundung, Krümmung und →…itis

Sinusknoten, m, -s = an der Einmündungsstelle der oberen Hohlvene in den rechten Vorhof gelegenes Nervengeflecht, von dem die Erregung des Herzschlags ausgeht, von (lat.) sinus = Krümmung, Rundung (der Hohlvene)

Sinustachykardie, w, - = vom →Sinusknoten ausgehende →Tachykardie

Sir., Abk. von (lat.) Sirupus = Sirup

Skabies, w, - = „Krätze", durch die Krätzmilbe hervorgerufene Hautkrankheit mit Milbengängen unter der Oberhaut, von (lat.) scabies = Rauhigkeit, Räude, Krätze

Skelett, s, -(e)s = Knochengerüst des Körpers, von (griech.) skeleton = ausgetrockneter Körper, Mumie

Sklerenchym, s, -s = durch Lignineinlagerungen in zugespitzte, später absterbende Zellen gebildetes Festigungsgewebe der Pflanzen, von →Sklero… und (griech.) egchyma = das Eingegossene

Sklero…, vor Selbstlauten meist Skler… = Bestimmungswort mit der

Bedeutung hart, verhärtet, von gleichbedeutend (griech.) skleros, z. B. in Sklerose

Sklerose, w, - = krankhafte Verhärtung von Geweben, Organen und Organteilen, von →Sklero... und →...ose

Sklerose, multiple = →Multiple Sklerose

Sklerotium, s, -s = Dauerform mancher Pilze mit dichtem Myzelgeflecht und derber Hülle (z. B. von Claviceps purpurea = Mutterkorn), →Sklero...

Skoliose, w, - = dauerhafte, seitliche Verkrümmung der Wirbelsäule, von (griech.) skolios = krumm, gebogen

...skop = Bestimmungswort mit der Bedeutung Gerät zur optischen Untersuchung oder Betrachtung, von (griech.) skopein = betrachten

Skorbut, m, -(e)s = Vitamin-C-Mangelkrankheit mit Zahnfleischbluten, erhöhter Infektanfälligkeit, von gleichbedeutend (mittellat.) scorbutus

Skrotum, s, -s von gleichbedeutend (lat.) Hodensack

smektisch = schichtartige und parallele Anordnung (wie Streichhölzer) der Moleküle in flüssigen Kristallen, von (griech.) smegma = das Schmieren, Reiben (wegen erhöhter Viskosität)

solidus = (lat.) fest, z. B. in Adeps solidus

Solutio = (lat.) Lösung

Solvens, s, -, Plural ...enzien oder ...entia = pharm.: Schleimlösemittel; chem.: Lösemittel, von (lat.) solvere = lösen

...som = Bestimmungswort mit der Bedeutung 1) Körper (z. B. in Chromosom); 2) Körperbeschaffenheit (z. B. in leptosom), von (griech.) soma = Körper

somatisch = den Körper betreffend, von (griech.) soma, Genitiv somatos = Körper, vgl. →psychisch

somatotrop = das Körperwachstum betreffend, von (griech.) soma, Genitiv somatos = Körper und →...trop

Somatotropin, s, -s, somatrotropes Hormon (STH) = Wachstumshormon, →HVL, von (griech.) soma, Genitiv somatos = Körper und →...trop

...somie = Bestimmungswort mit der Bedeutung Körperbeschaffenheit, Körperbau, von (griech.) soma = Körper, z. B. in Trisomie

somnifer = (lat.) schlafbringend, von →Somnus und (lat.) ferre = bringen

Somnolenz, w, - = krankhafte Schläfrigkeit, von →Somnus

Somnus = (lat.) Schlaf, z. B. in Somnifen®

Sonographie, w, - = Ortung und bildliche Darstellung von Organen durch Ultraschall, von (lat.) sonus = Schall und →...graphie

Soor = →Kandidose

Spasmo... = Bestimmungswort mit der Bedeutung Krampf, von gleichbedeutend (griech.) spasmos

Spasmolyse, w, - = Krampflösung, von →Spasmus und →...lyse

Spasmolytikum, w, -s, Plural ...ka = krampflösendes Mittel, von →Spasmus und →...lyse

Spasmus, m, -, Plural ...men = Krampf, von gleichbedeutend (griech.) spasmos

spastisch = krampfartig, mit erhöhtem Muskeltonus, →Spasmus

Spec., Abk. von Species, →Spezies

Sperma, s, -s, Plural ...mata und ...men = (griech.) Samen(flüssigkeit)

Spermato... = Bestimmungswort mit der Bedeutung Samen..., →Sperma

Spermatophyt, m, -en = Samenpflanze, von →Sperma und →...phyt

Spermiogenese, w, - = Entwicklung der Samenzellen, von →Sperma und →Genese

Spezies, w, - = biologisch: Art; pharm.: Teemischung (z. B. in Species laxantes), von (lat.) species = Anblick, Gestalt, Art, Aussehen

Sphinkter, m, -s, Plural ...tere = Kurzbezeichnung für Musculus sphincter = Schließmuskel, von (griech.) sphigktos = fest, fest verschnürt

spicatus = (lat.) ährig, Ähren tragend

spinal = zur Wirbelsäule, zum Rückenmark gehörig, von (lat.) spina = Dorn, Stachel, Rückgrat

spinosus = (lat.) dornig

Spir., Abk. von (lat.) spiritus = Atem, Geist, Hauch (Weingeist = Ethanol)

Spiral-CT, w, - = Spiral-Computertomographie; durch kontinuierliche Bewegung des Objekts wird eine scheinbar spiralige Bildebene erzeugt, so daß eine lückenlose Bilddarstellung möglich ist, →Tomographie, →Computertomographie

spirituos., Abk. von (lat.) spirituosus = alkohol(ethanol)haltig

Spirochäte, w, - = alte Gattungsbezeichnung für spiralförmige, bewegliche (pathogene) Mikroorganismen, von (griech.) speira = Windung und (griech.) chaite = langes Haar

spiss., Abk. von (lat.) spissus = dickflüssig

spissus = (lat.) dickflüssig, zäh

Spondylose, w, - = degenerative, nicht entzündliche Erkrankung der Wirbelsäule oder der Wirbelkörper, von (griech.) sphondylos = das Wirbelbein

Spongiosa, w, - = lockere innere Knochenmarksubstanz, von (griech.) spoggia = Schwamm und →Os, Ossis = Knochen

Sporangium, s, -s, Plural ...ien = Sporenbehälter der niederen Pflanzen, von (griech.) spora = Same und (griech.) angeion = Gefäß

Sporophyt, m, -en = diploider Teil einer Pflanze beim Generationswechsel, von (griech.) spora = Same und →...phyt

spumans = (lat.) schäumend, von (lat.) spuma = Schaum

Sputum, s, –, Plural ...ta = Auswurf, ausgehustete Absonderung der Atemwege, von (lat.) spuere, sputum = spukken

squamös = schuppig, schuppenreich, von (lat.) squama = Schuppe

STADA, Abk. von *Sta*ndardpräparate *D*eutscher *A*potheken

Star, m, -(e)s = volkstümliche Bezeichnung für verschiedene Krankheiten der Augenlinse, →Glaukom, von altdtsch. staraplint, über frühneuhochdtsch. starblind (auch „starren" stammt daher)

Stase, w, - = Stillstand, Stauung eines Flüssigkeitsstromes, von (griech.) stasis = Stehen, Stillstand

...stase = Bestimmungswort mit der Bedeutung Stillstand, Stauung eines Flüssigkeitsstromes, Ansiedelung, z. B. in Metastase, von (griech.) stasis = Stehen, Stillstand

stellatus = (lat.) sternartig

Steno... = Bestimmungswort mit der Bedeutung eng, schmal, von (griech.) stenos = eng, z. B. in Stenose

Stenokardie, w, - = Herzbeklemmung, von →Steno... und (griech.) kardia = Herz

Stenose, w, - = angeborene oder erworbene Verengung eines Körperkanals oder einer Kanalöffnung, von →Steno... und →...ose

Stereo... = Bestimmungswort mit der Bedeutung die Raumerfüllung betreffend, räumlich, von (griech.) stereos = starr, hart, fest, z. B. in Stereochemie

Stereochemie, w, - = die Chemie, die die Raumerfüllung, räumliche Anordnung des Moleküls behandelt, von →Stereo... und →Chemie

Sternum, s, -s, Plural ...na = Brustbein, von (griech.) sternon = Brust

Steroid, s, -(e)s = Molekül mit dem Sterangrundgerüst, von →Stereo... und →...id

Stethoskop, s, -s = „Hörrohr" zum Abhören von Körpergeräuschen, von (griech.) stethos = Brust und →...skop

STH, Abk. von *Somato*tropes *H*ormon, →Somatotropin

sthenisch = kräftig, von (griech.) sthenos = Stärke, Kraft

Stimulans, s, -, Plural ...anzien oder ...antia = anregendes, reizendes Mittel, von (lat.) stimulare = anstacheln, anreizen

Stöchiometrie, w, - = Lehre von den chemischen Umsetzungen und den ihnen zugrundeliegenden Gewichtsverhältnissen, von (griech.) stoicheion = Grundstoff und →...metrie

Stoma, s, -s, Plural ...mata = 1) Mundöffnung; 2) im Plural: kleinste Öffnungen der Blut- und Lymphgefäße, durch die Zellen hindurchtreten können, von (griech.) stoma = Mund

Stomachikum, s, -s, Plural ...ka = appetit- und verdauungsanregendes Mittel, →Stomachus

Stomachus, m, -, Plural ...chi = Magen, von (griech.) stomachos = Magen

Stomatitis, w, -, Plural ...itiden = Mundschleimhautentzündung, von →Stoma und →...itis

Stomato... = Bestimmungswort mit der Bedeutung Mund, Mündung, →Stoma

Stratum corneum, s, Plural ...ti cornei = Hornschicht der Oberhaut, von (lat.) sternere, stratum = hinstreuen, hinstrecken, Stratum = (anatomisch:) flache, ausgebreitete Schicht von Zellen

Strepto... = Bestimmungswort mit der Bedeutung 1) kettenförmig angeordnet; 2) →Streptokokken betreffend, von (griech.) streptos = gedreht, geflochten

Streptokokken, w, -, (Plural) = Gattung grampositiver unbeweglicher, kugeliger, kettenförmig angeordneter Eitererreger, von →Strepto... und →Kokke

Stria, Plural Striae = (lat.) Streifen (auf der Haut)

Striktur, w, - = Verengung eines Körperorgans (durch Narben), von (lat.) stringere, strictum = zusammenziehen, -schnüren

Struma, w, - = Drüsengeschwulst, besonders der Schilddrüse: „Kropf", auch des Eierstocks, der Prostata, Nebenniere oder Hypophyse, von (lat.) struma = Drüsengeschwulst

Stupor, m, -s = völlige körperliche und geistige Regungslosigkeit, Stumpfsinn, von (lat.) stupere = starr sein, stillstehen

Styptikum, s, -s, Plural ...ka = 1) Hämostyptikum = blutstillendes Mittel; 2) = Antidiarrhoikum = stopfendes Mittel, von (griech.) styptikos = zusammenziehend

Sub..., gelegentlich vor c Suc..., vor f Suf..., vor g Sug..., vor k und z Suk..., vor p Sup..., vor r Sur... = Präfix mit der Bedeutung unter, unterhalb, von unten heran, von gleichbedeutend (lat.) sub, z. B. in subkutan

subakut = mäßig rasch verlaufend, →Sub... und →akut

subkutan = unter der/die Haut, von →Sub... und →Kutis

Subkutis, w, - = Unterhaut(zellgewebe), von →Sub... und →Kutis

subl., Abk. von (lat.) sublimatus = sublimiert

Submotilität, w, - = verringerte Bewegungsfähigkeit, →Sub... und →Motilität

Sublimation, w, - = Verdampfen eines Stoffes aus der festen Phase, von (lat.) sublimis = in der Luft (befindlich), schwebend

sublingual = unter der Zunge, von →Sub... und (lat.) lingua = Zunge

Subspezies, w, - = biologisch: Unterart, →Sub... und →Spezies 1)

Substitution, w, - = Ersatz eines Stoffes, von (lat.) substituere, substitutum = an die Stelle von etwas setzen

Substrat, s, -(e)s = biochem.: umgesetzte Substanz; biologisch: Nährboden für Bakterien, von (lat.) substernere, substratum = unterbreiten

subtilis = (lat.) fein

Sucus (oft „Succus") = (lat.) Saft

Suizid, m, auch s, -(e)s = Selbsttötung, von (lat.) sui (Genitiv des Reflexivpronomens) = seiner, (lat.) caedere = töten und →...zid

sup., Abk. von →superior

Super... = Präfix mit der Bedeutung über ..., über ... hinaus, von (lat.) super = oben, über, darüber, z. B. in Superinfektion

superior = der, die, das Obere, weiter oben gelegene, von gleichbedeutend (lat.) superior

Supp., Abk. von (lat.) Suppositorium = Zäpfchen

Suppl., Abk. von (lat.) supplementum = Anhang, Ergänzung

Suppositorium, s, -s = Zäpfchen, von (lat.) supponere, suppositum = unterlegen, unten ansetzen

Suppression, w, - = Unterdrückung, Hemmung, Therapie oder Prophylaxe, die nur vorübergehend die klinischen Erscheinungen einer Krankheit unterdrückt, von (lat.) supprimere, suppressum = herunterdrücken, zurückhalten, hemmen

Supra... = Präfix mit der Bedeutung über, oberhalb, von gleichbedeutend (lat.) supra, z. B. in Suprarenin®

Suspension, w, - = med.: Hochlagern von Gliedern; techisch: Aufschwemmung fester Teilchen, von (lat.) suspendere, suspensum = aufhängen, emporheben

suspendieren = Aufschwemmen fester Teilchen in einer Flüssigkeit

sustained release = (engl.) konstante Arzneistofffreisetzung über einen längeren Zeitraum, →prolonged release (nicht immer einheitlich gebrauchter Begriff)

Symbiose, w, - = Zusammenleben von Organismen zum gegenseitigen Nutzen, von (griech.) symbioun = zusammenleben

Sympath(ik)olytikum, s, -s, Plural ...ka = →Betarezeptorenblocker, Stoff, der die Reizübertragung sympathischer Nerven hemmt, von →Sympathikus und →...lyse

Sympath(ik)omimetikum, s, -s, Plural ...ka = Stoff, der den →Sympathikus erregt, von →Sympathikus und (griech.) mimeisthai = nachahmen

Sympathikus, m, -, Plural ...thizi = Bezeichnung für den dem →Parasympathikus entgegenwirkenden Teil des vegetativen Nervensystems. Er befähigt zur Arbeitsleistung und aktiviert Herz, Kreislauf und Atmung, von (griech.) sympathein = mit-, zugleich leiden, -empfinden

Symptom, s, -s = Krankheitszeichen, von (griech.) symptoma = Zufall, vorübergehende Eigentümlichkeit

symptomatisch = 1) die Symptome betreffend bzw. auf sie gerichtet, z. B. in symptomatische Behandlung, →kausal; 2) kennzeichnend für eine Krankheit; 3) als →Symptom einer Krankheit auftretend

Syn..., vor b, m, p Sym..., vor l Syl... = Präfix mit der Bedeutung mit, zusammen, gemeinsam, von gleichbedeutend (griech.) syn, z. B. in Symbiose

Synapse, w, - = Berührungsstelle zwischen Nerv und Muskel oder zweier Nerven, von (griech.) synapsis = Verbindung

Syndrom, s, -s = Krankheitsbild, das sich aus dem Zusammentreffen verschiedener charakteristischer Symptome ergibt (Symptomenkomplex), von (griech.) syndromos = zusammenlaufend

Synergist, m, -en = im Plural med.: zusammenwirkende Organe oder Muskeln; pharm.: zusammenwirkende Stoffe, von (griech.) synergein = zusammenarbeiten

synergistisch = zusammenwirkend, →Synergist

Synovia, w, - = Gelenkschmiere, von →Syn... und (lat.) ovum = Ei

Synthese, w, - = chem.: Aufbau eines Stoffes, von (griech.) synthesis = das Zusammenlegen

synthetisch = künstlich hergestellt

Syphilis, w, - = durch Treponema pallidum hervorgerufene Geschlechtskrankheit, nach Syphilus, einem an S. erkrankten Hirten, genannt in einem lat. Gedicht des 16. Jhds.

Systole, w, - = Zusammenziehen eines Organs, besonders des Herzmuskels, von (griech.) systole = das Zusammenziehen

T

Tabl., Abk. von Tablette; tabuletta: Verkleinerungsform von (lat.) tabula = Tafel

Tachykardie, w, - = „Herzjagen", stark beschleunigte Herztätigkeit, von (griech.) tachys = schnell und →Kardia...

talis = (lat.) solcher, so beschaffen, derartig, →d. t. d.

Tautomerie, w, - = 1883 von Laar eingeführter Begriff für eine Isomerie, bei der sich zwei miteinander im Gleichgewicht stehende Molekülformen (vergleichbarer Energie) ineinander umlagern können. Die Formen unterscheiden sich in der Position einer beweglichen Gruppe, von (griech.) to auton = eben dasselbe und (griech.) meros = Teil

Tax... = Bestimmungswort mit der Bedeutung Ordnung, Anordnung, von →Taxis, z. B. in Taxonomie

Taxe, w, - = pharm.: Verzeichnis der Arzneimittel-, Arzneistoff- und Rezepturpreise, →Taxis

Taxie, w, - = Ortsveränderung eines freibeweglichen Organismus aufgrund eines Reizes (z. B. zum Licht hin), von →Taxis; →Tropismus, →Nastie

Taxis, w, -, Plural Taxien = seltene Bezeichnung für das Wiedereinrichten von Knochen- und Eingeweidebrüchen, von (griech.) taxis = Anordnung

Taxonomie, w, - = Gliederung der Lebewesen, von →Taxis und (griech.) nomos = Zuteilung, Einteilung, Gesetz

Tb, Tbc, Abk. von *Tu*berkulose

TCDD, Abk. von *Te*trachlor*d*ibenzo-*d*ioxin (bekannt geworden durch die Katastrophe von Seveso)

Tct., Abk. von (lat.) tinctura = Tinktur

Tela, w, - = med.: Gewebsschicht; pharm.: Verbandmull, von (lat.) tela = Gewebe

Tendovaginitis, w, -, **Tendovaginismus,** m, -sses, = Sehnenscheidenentzündung, von (lat.) tendere = spannen, ausdehnen, →Vagina 1) und →...itis

Tenesmus, m, -, Plural ...men = andauernder schmerzhafter Stuhl- oder Harndrang, von (griech.) teinesmos = gespannter, harter Leib

teratogen = Mißbildungen erzeugend, von (griech.) teras, Genitiv teratos = Wunderzeichen, Ungeheuer, Mißgeburt und →...gen

Teratom, s, -s = angeborene Geschwulst ortsfremden Gewebes, von (griech.) teras = Ungeheuer und →...om

terminal = zum Ende gehörend, an einer Grenze verlaufend, von (lat.) terminus = Grenzzeichen, Grenze, Ende, z. B. in Terminalstadium

Terminus, m, -, Plural ...ni = Fachwort, -ausdruck, -begriff

Testis, m, -, Plural Testes = Testikel = (lat.) Hoden

Tetanie, w, - = Zustand neuromuskulärer Übererregbarkeit, hervorgerufen durch Störungen im Ionengleichgewicht (besonders Kalzium), von (griech.) tetanos = Spannung

tetanisch = wundstarrkrampfartig, →Tetanie

Tetanus, m, - = Wundstarrkrampf, →Tetanie

Thalamus, m, -, Plural ...mi = Sehhügel, zwischen Hypothalamus und Epithalamus gelegener Hauptteil des Zwischenhirns (mit nur kleinen Verbindungen zur Sehbahn), von (griech.) thalamos = Gemach, Kammer

THC, Abk. von *Tetrah*ydro*c*annabinol

Therapie, w, - = Kranken-, Heilbehandlung, von (griech.) therapeuein = pflegen, heilen

Thermo..., vor Selbstlauten auch (...)Therm... = Bestimmungswort mit der Bedeutung Wärme, Temperatur, z. B. in endotherm

thixotrop = unter Scheren sich verflüssigend, in Ruhe sich verfestigend, von (griech.) thiggano = berühren und →...trop

Thorax, m, -(es), Plural ...races, eingedeutscht auch ...xe = Brustkorb, von (griech.) thorax = Brust(harnisch)

Threo-Form = Anordnung an einem asymmetrischen Kohlenstoffatom: die Bezugssubstituenten stehen nach der Fischerprojektion auf verschiedenen Seiten (wie bei der L-Threose), →Erythro-Form

Thrombo... = Bestimmungswort mit der Bedeutung Blutpfropf, →Thrombus

Thrombolyse, w, - = medikamentöse Auflösung eines Blutgerinnsels, →Thrombus und →Lyse

Thrombophlebitis, w, -, Plural ...itiden = Venenentzündung mit Ausbildung einer Thrombose, von →thrombus, (griech.) phleps = Ader und →...itis

Thrombose, w, - = teilweiser oder völliger Verschluß eines Gefäßlumens durch ein Blutgerinnsel, von →Thrombus und →...ose

Thrombus, m, -, Plural ...ben = Blutgerinnsel, -pfropf innerhalb eines Blutgefäßes, besonders einer Vene, von (griech.) thrombos = geronnene Blutmasse

Thymoanaleptikum, s, -s, Plural ...ka = Thymoleptikum = stimmungsaufhellendes, antidepressives Mittel (in hohen Dosen mit sedativer Wirkungskomponente), von (griech.) thymos = Gemüt, Gemütswallung und →Analeptikum

Thymus, m, -, Plural ...mi = Thymusdrüse, Bries (beeinflußt Stoffwechsel und Wachstum)

Thyreo..., nach neuester Nomenklatur auch Thyro... = Bestimmungswort mit der Bedeutung Schilddrüse = Glandula thyreoideus, von (griech.) thyreos = großer Schild

Thyreostatikum, s, -s, Plural ...ka = Stoff, der die Hormonbildung der Schilddrüse hemmt, von →Thyreo... und →Stase

Thyreotoxikose, w, - = Überfunktion der Schilddrüse mit schwerem, toxischem Krankheitsbild, von →Thyreo..., →Toxin und →...ose

thyreotrop = auf die Schilddrüse gerichtet, von →Thyreo... und →...trop

Tibia, w, -, Plural ...iae = (lat.) Schienbein

Tinktur, w, - = Auszug, der mit verschieden konzentriertem Ethanol hergestellt wurde. Aus einem Teil Droge entstehen mehr als zwei, aber höchstens 10 Teile Tinktur, von (lat.) tinguere, tinctum = benetzen, färben

Titer, m, -s = 1) Gehalt wirksamer Stoffe in einer Lösung; 2) größte Verdünnung einer Lösung, bei der noch eine chem. Reaktion eintritt, von (frz.) titre = Feingehalt (des Goldes)

...tio = Suffix mit der Bedeutung Vorgang bzw. dessen Ergebnis, z.B. in Combustio (→Kombustion)

Titration, w, - = Bestimmung des Gehaltes einer Substanz in einer Lösung, →Titer

...tomie = Bestimmungswort mit der Bedeutung Schneiden, Schnitt, i.S. von operative Öffnung eines Organs oder Körperteils, kunstgerechte Zergliederung eines Körpers, Körperteils oder Gewebes, von (griech.) tome = schneiden, Schnitt, z.B. in Anatomie

Tomographie, w, - = Röntgen-Schichtaufnahmeverfahren, →Computertomographie, von (griech.) tome = Schneiden, Schnitt und →...graph

...tonie = Bestimmungswort mit der Bedeutung Spannung, Druck, →Tonus, z.B. in Atonie

Tonikum, s, -s, Plural ...ka = Stärkungsmittel, →Tonus

tonisch = pharm.: kräftigend, stärkend; med.: durch anhaltende Muskelanspannung charakterisiert, z.B. tonische Krämpfe, →Tonus

Tono... = Bestimmungswort mit der Bedeutung Spannung, Druck, →Tonus, z.B. in Tonographie

Tonsille, w, - = 1) Kurzbezeichnung für Tonsilla palatina = Gaumenmandel (kurz: Mandel); 2) mandelförmiger Gewebslappen aus lymphatischem Gewebe, von (lat.) tonsilla = Mandel (im Halse)

Tonus, m, -, Plural ...ni = med.: Spannungszustand der Gewebe (→Turgor), Muskeln und Gefäße; botanisch: Zelldruck, durch den nicht verfestigte Pflanzenteile ihre Form aufrechterhalten, von (griech.) tonos = Spannen, Anspannung

...tor = Suffix mit der Bedeutung Tätigkeit, Funktion, z.B. in Rezeptor

Topo..., ...top, vor Selbstlauten meist Top... = Bestimmungswort mit der Bedeutung Platz, Stelle, von gleichbedeutend (griech.) topos, z.B. in Topographie, Isotop

Torr = (nicht mehr zu verwendende) Druckeinheit. 1 Torr = ca. 1 mm Quecksilbersäule = 1 mm Hg; 760 Torr = 1013 mbar = 1013 h Pa, nach dem ital. Physiker und Mathematiker E. Torricelli (1608–1647)

Torsion, w, - = Drehung, Verwindung, von (lat.) torquere, tortum = drehen

totus = (lat.) ganz

Toxiko..., vor Selbstlauten meist Toxik..., Kurzform Toxi... bzw. Tox... =

Gift, Giftstoff, Vergiftung, von (griech.) toxikon = zum Bogen gehörig, Pfeilgift

Toxikologie, w, - = Lehre von den Wirkungen der Gifte auf den Organismus, von →Toxiko... und →...logie

Toxin, s, -s = Giftstoff von Bakterien, Pflanzen, Tieren, Zerfallsprodukt von Bakterien, →Endotoxin, von (griech.) toxikon = Pfeilgift

toxisch = giftig, →Toxin

Toxoid, s, -(e)s = „entgiftetes" →Toxin mit erhaltener Antigenwirkung, von →Toxin und →...id

Toxoplasmose, w, - = durch Toxoplasma (= Gattung gramnegativer, pathogener Parasiten, die im →Endothel bei Mensch und (Haus-)Tier schmarotzen) hervorgerufene Infektionskrankheit, von →Toxiko..., →Plasma und →...ose

Tracer, m, -s = radioaktiv markierter Stoff, dessen Weg anhand seiner Strahlung verfolgt wird, von (engl.) trace = die Spur

Trachea, w, -, Plural ...eae = Luftröhre, von (griech.) trachys, weibliche Form tracheia = rauh, uneben

Tracheen (Plural) = (Leitungs-)Gefäße der Pflanzen, unter Auflösen der Querwände entstanden, →Trachea

Tracheiden (Plural) = (Leitungs-)Gefäße der Pflanzen, deren Zellen durch getüpfelte Querwände gekennzeichnet sind, →Trachea

Trachom, s, - = „ägyptische Augenkrankheit", Virusinfektion mit Bindehautentzündung, von (griech.) trachys = rauh und →...om

Tranquillans, s, -, Plural ...anzien, **Tranquilizer,** m, -s = zentral wirkendes Beruhigungsmittel ohne hypnotischen Effekt, von (lat.) tranquillus = ruhig, (engl.) to tranquilize = beruhigen

Trans... = Präfix mit der Bedeutung 1) hinüber, z.B. in Transfusion, 2) jenseits, z.B. in →trans-Form

Transduktion, w, - = Genübertragung durch Phagen, von (lat.) tra(ns)ducere, traductum = hinüberführen

transfer-RNS (t-RNS) = Nukleinsäure, die die Information bei der Proteinbiosynthese überträgt, von (engl.) to transfer = übertragen

trans-Form = (Stellungs-)Isomer: die Liganden befinden sich auf verschiedenen Seiten des Moleküls, →Trans...

Transfusion, w, - = Blutübertragung, von (lat.) transfundere, transfusum = hinübergießen

Transgen, s, -s = fremdes (menschliches) Gen, das gewöhnlich in das Tiergenom integriert und dort exprimiert wird, →Trans... und →Gen

transitorisch = vorübergehend, kurzfristig, →Trans...

Transkription, w, - = Übertragung der Information von der →DNA auf die →m-RNA, →Translation von (lat.) tran(s)scribere = umschreiben, abschreiben

Translation, w, - = Übertragung der Information von der →m-RNA in die Aminosäuresequenz der Proteine, →Transkription, von (lat.) translatio = Übertragung

Transmitter, m, -s = Überträgersubstanz, z.B. an den Nervensynapsen, von (lat.) transmittere = übersetzen, hinüberschicken

Transpiration, w, - = Schwitzen, von →Trans... und (lat.) spirare = ausatmen

Transplantation, w, - = Verpflanzung eines lebenden Gewebes, von (lat.) transplantare = verpflanzen

Trauma, s, -s, Plural ...men und ...mata = med.: 1) Verletzung durch äußere Gewalteinwirkung; 2) psychisch/seelisch nicht verarbeitetes Erlebnis, von (griech.) trauma = Wunde, Verletzung

Tremor, m, -s, Plural ...mores = Zittern, motorische Reizerscheinung mit abnormen, unwillkürlichen Bewegungen, von (lat.) tremor = Zittern

Trichine, w, - = parasitischer Fadenwurm, durch infiziertes Fleisch übertragbar, von (griech.) trichinos = aus Haaren

Trichomonaden (Plural) = begeißelte Protozoen, die in Körperhöhlen des Menschen leben, von (griech.) triks = Haar und (griech.) monas, Genitiv monados = Einheit

Trigeminusneuralgie, w, - = Auftreten heftiger Schmerzanfälle im Bereich eines oder mehrerer Äste des Trigeminusnervs, von (lat.) trigeminus = dreifach (er verzweigt sich in drei Hauptäste) und →Neuralgie

Trimenon, s, -s, Plural ...na = Zeitraum von drei Monaten, besonders hinsichtlich der Embryonalentwicklung und des Säuglingsalters, von (griech.) trimenos = dreimonatig

Trituration, w, - = (homöopathische) Verreibung, von (lat.) tritura = Dreschen, Reiben

...trop = Bestimmungswort mit der Bedeutung einwirkend, gerichtet auf, von (griech.) trepein = drehen, wenden, richten, z. B. in gonadotrop

...trophie = Bestimmungswort mit der Bedeutung Ernährung, Nahrung, →Tropho..., z. B. in →Hypertrophie

Tropho..., vor Selbstlauten meist Troph... = Ernährung, Nahrung, von gleichbedeutend (griech.) trophe, z. B. in Trophödem

Tropismus, m, -(ses), Plural ...men = Krümmungsbewegung von Pflanzen durch einen einseitigen Reiz, der die Krümmungsrichtung bestimmt. Die Bewegung wird nach dem Reiz, der sie auslöst benannt (z. B. Phototropismus: das Wachstum zum Licht hin), von →...trop; →Taxie, →Nastie

Trypanosom, s, -, Plural ...men = Gattung der Geißeltierchen mit zahlreichen Krankheitserregern (z. B. der Schlafkrankheit), von (griech.) trypanon = Bohrer und (griech.) soma = Leib

TSH, Abk. von *t*hyroid *s*timulating *h*ormon = thyreotropes Hormon = Thyreotropin, →HVL

Tuberkel, m, -s = Knötchen, von (lat.) tuberculum, Verkleinerung von tuber = Höcker

Tuberkulose, w, -, (Tb) = durch Tuberkelbakterien hervorgerufene chronische Infektionskrankheit, von →Tuberkel und →...ose

Tuberkulostatikum, s, -s, Plural ...ka = Mittel gegen das Wachstum von Tuberkelbazillen, von →Tuberkel und →...stase

tuberosus = (lat.) knollig

Tubulus, m, -, Plural ...li = kleine Röhre, sehr kleiner schlauchförmiger Körperkanal, von gleichbedeutend (lat.) tubulus, z. B. in der Niere (Tubuli renales)

Tubus, m, -, Plural ...ben = Röhre, i. S. von 1) röhrenförmiger Aufsatz an der Röntgenröhre zum Einengen des Strahlenfeldes; 2) Röhre zum Einführen in die Luftröhre für Narkosezwecke, von (lat.) tubus = Röhre

Tumor, m, -s = 1) krankhaftes Anschwellen eines Organs; 2) Geschwulst infolge Zellproliferation, von (lat.) tumere = geschwollen sein

Turgeszenz, w, - = Volumenzunahme des Gewebes oder Organs durch mehr Blut oder Flüssigkeit, von (lat.) turgescere = aufschwellen

Turgor, m, -s = Flüssigkeitsdruck im Gewebe, von (lat.) turgere = strotzen, geschwollen sein

Tussis, w, - = (lat.) Husten, z. B. in Pertussin®, Tussilago

Tyndallisation, w, - = Vermindern der Keimzahl durch wiederholtes Erhitzen auf 70° und Abkühlen zum Auskeimenlassen der Sporen, nach dem engl. Physiker John Tyndall (1820–1893). Nach ihm ist der Tyndall-Effekt benannt, der die Beugung an kolloidalen Teilchen beschreibt. Sie koagulieren bei 70°.

Typhus, m, -, Plural ...phi = Infektionskrankheit des Verdauungskanals (Typhus abdominalis), von (griech.) typhos = Rauch, Dampf, Umnebelung der Sinne (daher ital. tifoso = engl. fan)

T-Zellen (Plural) = zu den Lymphozyten zählende Zellen, die an der (ortsständigen) zellulären Immunität beteiligt sind. Sie werden vom Knochenmark gebildet und von der Thymusdrüse immunologisch geprägt, von →Thymus, →B-Zellen des Immunsystems

U

ubiquitär = überall verbreitet, - vorkommend, von (lat.) ubique = überall

Ulkus, s, -, Plural Ulzera = Geschwür: umschriebener, schlecht heilender Oberflächendefekt in der Haut oder Schleimhaut, von gleichbedeutend (lat.) ulcus; Ulcus ventriculi = Magengeschwür, (lat.) ventriculus = kleiner Bauch (Magen)

Ultra... = Präfix mit der Bedeutung jenseits, über ... hinaus, von gleichbedeutend (lat.) ultra, z. B. in Ultraschall

Ultrafiltration, w, - = Verfahren für die Abscheidung großer Moleküle, →Ultra...

Ultraviolett, s, -(e)s = jenseits von Violett befindlicher Teil des Lichts (325–200 nm), →Ultra...

...ulus, -a, -um = Suffix, bildet eine Verkleinerungsform, z. B. in Ovulum

Ulzeration, w, - = Geschwürbildung, →Ulkus

Ungt., Abk. von (lat.) unguentum = Salbe

Unguentum = (lat.) Salbe

Uni... = Präfix mit der Bedeutung einer, einzig, von (lat.) unus = einer

...ur = Suffix mit der Bedeutung Vorgang bzw. dessen Ergebnis, z. B. in Fraktur

Urämie, w, - = Harnvergiftung, von →Uro... und →...ämie

urbanus = (lat.) städtisch

Urea, w, - = Harnstoff, von (griech.) ouron = Harn, z. B. in Ureid

Urethra, w, -, Plural ...thren = Harnröhre von (griech.) ourethra = Harngang

Uro..., ...urie = Bestimmungswort mit der Bedeutung Harn, von (griech.) ouron = Harn

Urtikaria, w, - = „Nesselsucht", Hautausschlag mit juckenden Quaddeln (bei Überempfindlichkeit gegenüber bestimmten Stoffen), von (lat.) urtica = Brennessel

Urtinktur, w, -, Abk.: Ø = homöopathischer Grundauszug

us., Abk. von (lat.) usus = Gebrauch

USP, Abk. von *U*nited *S*tates *P*harmacopoeia

ustus = (lat.) gebrannt

Usus = (lat.) Gebrauch

Uterus, m, -, Plural ...ri = (lat.) Gebärmutter, z. B. in intrauterin

UV, Abk. von →*U*ltra*v*iolett

V

Vagina, w, -, Plural ...nae, eindeutschend auch ...nen = Scheide: 1) aus Haut und Bindegewebe oder Muskelfasern bestehende Gleithülle oder Kanal; 2) weibliche Scheide, von (lat.) vagina = Scheide, Hülle (des Schwertes)

Vaginismus, m, -, Plural ...men = Krampfzustand der Scheideneingangsmuskulatur, →Vagina

Vaginitis, w, -, Plural ...itiden = Scheidenentzündung, →Vagina

Vagus, m, -, Plural ...gi = Kurzbezeichnung für den Nervus vagus (in der Medulla oblongata entspringender X. Hirnnerv, der zahlreiche Muskeln, Drüsen und den Gehörgang innerviert), von (lat.) vagus = umherschweifend

Vakuole, w, - = Zellraum ohne sichtbare Struktur, von (lat.) vacuum = Leere, leerer Raum

Vakuum, s, -s, Plural ...kua oder ...kuen = luftleerer Raum, von (lat.) vacuus = leer, z. B. in Vakuole, Evakolation

Vakzine, w, - = Impfstoff aus lebenden oder toten Krankheitserregern, von (lat.) vacca = Kuh

Valva, w, -, Plural ...vae = Klappe (zur Regulierung des Flüssigkeitsstromes im Körper), von (lat.) valva = Klapptür

Varikose, w, - = Krampfaderleiden, von (lat.) varix = Krampfader

Variola, w, -, Plural ...lae = Pocken, Blattern, durch ein Virus hervorgerufene, äußerst ansteckende, gefährliche Infektionskrankheit mit Pusteln, von (lat.) varius = buntgefleckt, scheckig

Varix, w, -, Plural Varices = (lat.) Krampfader, dtsch. auch Varize

Varize, →Varix

Varizelle, w, - = Windpocken, durch Viren hervorgerufene Infektionskrankheit mit Hautausschlag, falsche Verkleinerung von →Variola

Vas, s, -, Plural Vasa = (lat.) Blutgefäß, z. B. in vasomotorisch, vaskulär

Vaskularisation, w, - = Gefäßneubildung in Binde- und Narbengewebe, von (lat.) vasculum = kleines Gefäß, →Vas

Vasodilatation, w, - = Erweiterung von Blutgefäßen infolge Erschlaffung der Gefäßmuskulatur, von →Vas und →Dilatation

Vasokonstriktion, w, - = Gefäßverengung durch Kontraktion der glatten Gefäßmuskulatur, von →Vas und →Konstruktion

Vasopressin, s, -s = Hypophysenhinterlappenhormon, das auf die Gefäße kontrahierend wirkt, bei Mangel: →Diabetes insipidus

Vehikel, s, -s = Trägersubstanz für Wirkstoffe einer Arzneiform, von (lat.) vehiculum = Fuhrwerk

Vektor, m, -s = med.: (Krankheits-)Überträger; physikalisch: gerichtete Größe

Vene, w, - = sauerstoffarmes Blut transportierendes Gefäß, von (lat.) vena = Blutader

Venenum, Plural …na = (lat.) Gift

venerisch = durch Geschlechtsverkehr erworben, von (lat.) venus = Anmut, personifiziert in Venus = Göttin der Liebe, (übertragen:) geschlechtliche Liebe

Ventilation, w, - = Belüftung der Lungen, Atmung, von (lat.) ventilare = lüften

ventral = bauchwärts, vorn, von (lat.) venter = Bauch

Ventriculus, a, -um = 1) Magen; 2) →Ventrikel 2), (lat.) = kleiner Bauch

Ventrikel, m, -s = 1) bauchartige Verdickung oder taschenförmige Ausstülpung eines Organs; 2) (Herz- oder Gehirn-)Kammer, von (lat.) ventriculus = kleiner Bauch

Vermis, m, - = 1) wurmförmiges Gebilde; 2) →Helminthe (Eingeweidewurm), von (lat.) vermis = Wurm

vernalis = **vernus** = (lat.) Frühling…

Vertebra, w, - = Wirbel, Knochen der Wirbelsäule, von (lat.) vertebra = Gelenk, Wirbelbein

Vertebrat, m, -en = Wirbeltier, →Vertebra

Vertigo, w, - = Schwindel, von (lat.) vertigo = das Herumdrehen, Schwindel

Verruca, w, - = Warze; gutartige, durch Papilloma-Viren hervorgerufene Wucherung der Epidermis, von (lat.) verruca = Auswuchs

Vesica, w, -, Plural …cae = (lat.) Blase

Vesikel, s, -s = Bläschen, von (lat.) vesica = die Blase, verkleinert: vesicula

Vestibularapparat, m, -es = Gleichgewichtsorgan im Ohr, →Vestibulum

Vestibulum, Plural …la = (lat.) Vorhof, i. S. von vor dem eigentlichen Organ liegender, den Eingang bildender Teil

Vial, s, -s = Fläschchen mit Durchstechverschluß, von (engl.) vial = die Phiole, das Fläschchen

Vinum = (lat.) Wein

viral = durch Viren bedingt, →Virus

viridis = (lat.) grün, grünlich

virulent = infektionsfähig, krankmachend, ansteckend, →Virus

Virus, s, -, Plural Viren = Gruppe kleinster Krankheitserreger an der Grenze zwischen toter und lebender Materie, die nur Erbinformationen enthalten und sich nur in lebenden Zellen vermehren, von (lat.) virus = Schleim, Gift

Visus, m, - = das Sehen, die Sehschärfe, von (lat.) videre, visum = sehen

Viszera (Plural) = Eingeweide, alle im Inneren der Schädel-, Brust-, Bauch- und Beckenhöhle gelegenen Organe, von gleichbedeutend (lat.) viscera

Vita = (lat.) Leben

Vitamin, s, -s = Sammelbezeichnung für lebensnotwendige Stoffe, die (bis auf wenige Ausnahmen) im Körper nicht synthetisiert werden können. Sie sind oft Koenzyme (nicht Vit. A, C, D, E). Der Begriff stammt von Funk (1910). Man nahm an, daß sie Amine sein müßten, →Vita

VO, Abk. von *V*erordnung

Vol., Abk. von (lat.) Volumen = 1) Rauminhalt eines Körpers; 2) Schriftrolle, Buch, Band, von (lat.) volumen = Windung, Bücherrolle, Buch, Band

Vomitus, m, - = Erbrechen, von (lat.) vomere, vomitum = sich erbrechen

v. pip., Abk. von (lat.) vitrum pipettatum = Pipettenflasche

vulg., Abk. von (lat.) vulgaris = gewöhnlich

vulgaris = (lat.) gewöhnlich, alltäglich

Vulva, w, -, Plural ...vae = äußere Geschlechtsorgane der Frau, von (lat.) volva = Gebärmutter, Hülle

Vulvitis, w, - = Entzündung der →Vulva, →...itis

Wassermann-Reaktion, WaR = Nachweis bestehender syphilitischer Infektion, nach dem dtsch. Bakteriologen A. P. von Wassermann (1866–1925)

WHO, Abk. von *W*orld *H*ealth *O*rganization = Weltgesundheitsorganisation

WZ, Abk. von *W*arenzeichen

Xantho..., vor Selbstlauten Xanth... = Bestimmungswort mit der Bedeutung gelb, von gleichbedeutend (griech.) xanthos, z. B. in Xanthin

X-Chromosom = Geschlechtschromosom der Samenzelle, das das Kind weiblich bestimmt

Xero..., vor Selbstlauten Xer... = Bestimmungswort mit der Bedeutung trocken, von gleichbedeutend (griech.) xeros, z. B. in Axerophthol, Xerophyt

Xerogel = getrocknetes Gel (Luft bzw. Gas als 2. Phase), von →Xero... und →Gel

X-Strahlen (auch x-ray) = international übliche Kurzbezeichnung für Röntgenstrahlen

Y

y-Chromosom = Geschlechtschromosom in der Samenzelle, das das Kind männlich bestimmt

Z

zerebral →cerebral

Zerebralsklerose, w, - = eigentlich: Verhärtung der Gehirnsubstanz, oft aber gebraucht i. S. von →Arteriosklerose des Hirns, von →Cerebrum und →Sklerose

Zervix, w, - = Hals, halsförmiger Abschnitt eines Organs, i. engeren S. der Gebärmutter, eingedeutscht von (lat.) →Cervix

Zestoden (Plural), w, - = Bandwürmer, von (griech.) kestos = bandartiges Gebilde, Gürtel

z. H. d. A., Abk. von zu *H*änden *d*es *A*rztes

...zid = Bestimmungswort mit der Bedeutung vernichtend, von (lat.) caedere, caesus = töten, z. B. in bakterizid

ziliar, 1) zu den Augenlidern oder -wimpern gehörig; 2) zu einem Teil der Aderhaut des Auges gehörend, z. B. Corpus ciliare, von (lat.) cilium = Augenlid

Zirrhose, w, - = narbige Schrumpfung eines Organs, von (griech.) kirrhos = gelb

ZNS, Abk. von *Z*entral*n*erven*s*ystem

Zoonose, w, - = jede bei Tieren vorkommende Krankheit, die auf den Menschen übertragen werden kann, von (griech.) zoon = Tier

Zoster, →Herpes zoster

Zyano..., vor Selbstlauten und h meist Zyan... = Bestimmungswort mit der Bedeutung blau, bläulich verfärbt, von (griech.) kyaneos = dunkelblau, schwarzblau, z. B. in →Zyanose, Anthozyan

Zyanose, w, - = bläuliche Verfärbung der Haut und der Schleimhaut bei vermindertem Sauerstoffgehalt des Blutes, von →Zyano... und →...ose

Zygote, w, - = befruchtete Eizelle nach der Verschmelzung beider Geschlechtskerne, von (griech.) zygon = Joch

Zyklo..., vor Selbstlauten auch Zykl... = Bestimmungswort mit der Bedeutung 1) kreisförmig; 2) zum Ziliarkörper des Auges gehörend; 3) periodisch wiederkehrend, von (griech.) kyklos = Kreis, Umkreis, Auge

Zyklus, m, -, Plural ...klen = Kreislauf, periodisch ablaufendes Geschehen, von →Zyklo... 3)

Zyste, w, - = mit Flüssigkeit gefüllter Hohlraum, von (griech.) kystis = Beutel, Blase

Zystitis, w, -, Plural ...itiden = Harnblasenentzündung, von →Zyste und →...itis

Zystoskopie, w, - = Blasenspiegelung, von →Zyste und →...skop

...zyt, Zyto... = Bestimmungswort mit der Bedeutung Zelle, von (griech.) kytos = Höhlung

Zytologie, w, - = Wissenschaft und Lehre von der Zelle, ihrem Aufbau, ihren Funktionen, von →Zyto... und →...logie

Zytopenie, w, - = Sammelbezeichnung für alle Formen eines krankhaften Schwundes von Blutzellen, von →Zyto... und →...penie

Zytostatikum, s, -s, Plural ...ka = Stoff, der die Entwicklung und Vermehrung von Zellen hemmt, indem er die Kern- oder Plasmateilung verzögert oder verhindert, von →Zyto... und →...stase